摂食障害とアルコール依存を孤独・自傷から見る

鶴見俊輔と上野博正のこだまする精神医療

大河原昌夫
Masao Ookawara

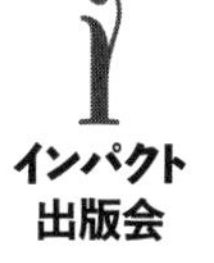

インパクト出版会

目次

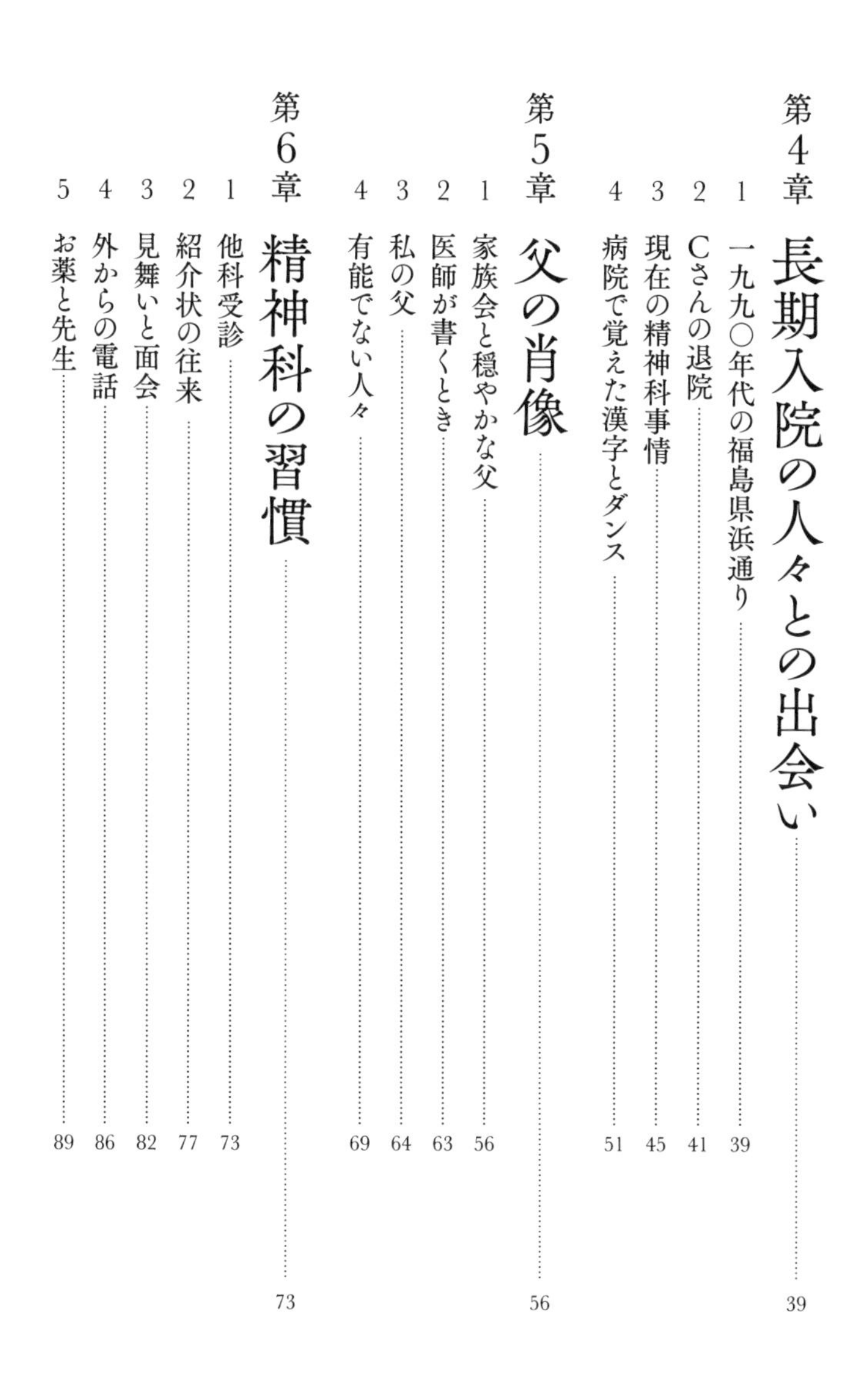

第1章 精神科医になるまで

1 記者生活と臨床医

三九歳で医師になり、二三年が過ぎた。医師になる前は新聞記者——正確には通信社の記者——を六年務めた。医師と似ているのは組織の束縛から比較的距離を取りつつ仕事が進む点だろうか。ひたすら警察や官庁相手に付き合いを続ける記者もいるが、私は苦手であった。二つの仕事を考えると、違いよりも同じ種類の仕事に就いたかなという感慨がある。

ただ、「記者の自由」は昔話になりつつある。かつての本多勝一のように、一つのテーマだけの取材を数年間にわたって許される記者は現在の日本の大手メディアでは存在し得なくなった。

記者時代の後半四年を北海道の釧路で過ごしたが、仕事の縁で、この社会に異議を唱える数人と親しくなり、彼らから急速に付き合いの輪が広がり、幾つものサークルを共に楽しみ、時間を忘れた。二八歳から三二歳までの濃密な四年間をともに過ごした釧路の友人たちはいまも特別の存在である。

通信社の記者のときには組合運動に参加したが、「新聞労連における最左翼・闘う組合」との標語とは裏腹に、団体交渉で会社の上司を怒鳴りつけていた組合幹部が、数年も経つと、姿形を様変わりさせている例を見ているうちに疑問を持った。彼らはやがて社の幹部になっていった。

私は自己を振り返る際の原点として六八年から六九年の大学闘争を思い起こす。私は最初の大学に一九六五年に入り、友人に引きずられてその辺縁部にいた。

あの運動をやや批判的に〈紛争〉と呼ぶ人もいれば、主体的なかかわりを重視し、〈闘争〉と呼んで譲らない人もいるが、現在の私にはどちらも虚しく響く。当時、小田実が既に痛烈な学生運動批判を展開していることを全く知らなかった。日本の「知識人」の脆弱さを縦横に分析した『日本の知識人』は一九六四年に出版されていた。この本を読みこなす力が私にあったならば、少しは運動の内部からの批判をなしえたのではなかっただろうか。当時の経験は、いまもって、自己の未熟さを考える座標軸となっている。

あそこで得た教訓、自らへの戒めは「他者の誠実な研究・学問の邪魔をするのはやめにしよう」だった。私たちの討論相手は哲学・ドイツ文学などの研究者が多かったが、自分の研究を中断し、私たちと討論をせざるを得なくなっていた大学教授の方が私（たち）より、よほど真剣であるように思ったとき、私は本当に負けたと思い、再びこの人たちに迷惑をかけたくないと思った。そして、せめてもの詫びとして自分は同じ職業――つまり大学での奉職、そんな職にありつくとすればの話だったのだが――には就くまいと決めた。

2 臨床医として

精神科医と作家を両立させていた、なだいなだは、すべからく「長」と名のつく仕事がいやで、そのお鉢が回ってきたら辞職すると決めていた。実際に三浦半島の眺めのよい久里浜病院で、情熱と冷静さを併せ持ちながらアルコール医療の改革に取り組んでいたときにも、病棟医長に任命されそうになり――大した責任職でないとも言えるが――、あっさりその職場を去った。

私が初めて管理職になったのは、五十歳の年に、現在も勤務する山梨県・甲府の精神科病院に勤めたときである。なだいなだほどの覚悟を持たない私は副院長の職を引き受け、以来、その立場で過ごしてきた。

そして、管理職として人を窮地から救う作業に乗り出すことはあっても、逆に職員を辞任に追い込む動きにだけは抵抗しようと誓った。医師の私は最終的に開業の道もあるが、多くの職員にその選択肢はない。資格のない、あるいは乏しい人たちの職を守る――私がこの誓いを辛うじて守れてこられたのは幸いであった。

研究にはまったく手を染めずに過ごしてきたから、臨床医として年月を送り、その殆どは精神科医であり、また常に病院の勤務医であった。

研修医の初期に大学から派遣された民間病院でパートタイマーの医師であった期間が一年あるが、以降は病院の常勤医として過ごした。日本では大学などで「研究」を続けながら、週のうち一日ほどを派遣先の病院（大学と縁故関係にあるという意味で、関連病院などと呼ばれるのだが）で過ごすパートタイマー医もそれなりに多いのだが、私はもともと大学で研究をする志向はなく、病院におけるパート医師の中途半端さが肌に合わなかった。

考えてみれば、病院で働く職種のうち、医師だけに週一日のパートタイマーが公に認められている。医師を受け入れる側からすると、勤務日以外は相談がしにくいなど、非常に不便な制度なのだが、医師確保の名目で受け入れられている。

日本ではパートタイマーは極端な時間給の安さのみならず、賃金保障・社会保障・年次休暇など、あらゆる待遇面で常勤雇用と差別を受けている。北ヨーロッパ（すべてではないが）でのパートタイマーはこうした差別待遇は少なく、ただ働く時間が少ない分、賃金も少ないだけである。

さて、日本の病院に戻れば、パートタイマー・派遣の氾濫する労働市場にあって、パート医師だけは恵まれた北ヨーロッパ分類に入る。看護にもパートタイマーはあるが、それは夜勤が出来ない、（ときに必要な）長時間勤務が出来ない――の事情のため、給料も安い条件を承知で働き、他の職場で常勤をしているわけではない。つまり世間でいう日本型パートタイマーなのだが、医師は別格で、大学、あるいは別の病院で常勤の職と結構な給料をえながら、パート先では週一日か二日の勤務で受け入れられてきたのである。そして、医師のパートタイマーはかなり割のよい仕事であり、パート医をいくつもかけ持つ方が常勤医より収入がよいくらいである。

医師になってまもなく経験しはじめたパート医は私には不自由に考えられ、一年でやめ、それ以降は常に常勤医であろうとしてきた。他の職種と待遇面の差は大きいだろうが、気持ちのうえでは働く仲間として同じでありたい姿勢であった。

3 勤務医の楽しさ

臨床医を選んだ後のもう一つの分岐は勤務医を続けるか、開業するか、になる。私は開業は全くといってよいほど考えずにきた。医師と言っても勤務医は通常はかなり大きな組織の歯車の一員であり、自分の考える医療がすべて通るのではない。ときに尊敬しがたい上司もいる。開業は経済的にも有利であり（なんと、これだけ医療改革が叫ばれているにもかかわらず、開業医師の税制優遇措置だけは未だ、手をつけられていない）、一国一城の主を目ざし、開業する先輩・後輩は多い。

精神科に限れば、卒業して二十年を過ぎれば、開業率は八割以上である。親が開業しているのでその跡を継ぐかと思われがちだが、実際には新規に開業する人が多く、親がすでに病院経営をしている人は逆に――当然かも知れないが――開業せずにこの親の病院を継ぐ傾向が強い。

医療がどのように進歩を遂げても、医療者と患者がともに夜を過ごす空間は必要であろうというのが私の感覚である。医療上の必要がないにもかかわらず、退院先の住宅確保が難しいなど、いわゆる社会的入院が多いと批判され、常に入院ベッド数の削減目標にあげられる精神科においても、入院の消える日を私は想像できない。

志のある医師が病院を見捨て、去るたびに私は困惑してきた。数年前、センスが良く、この人だけは病院医療の前線で頑張ってくれるかなと期待していた後輩が開業したときは落胆した。

入院が必要な患者さんを紹介したいときに適当な施設がなくなるのである。東京育ちであり、甲府に住む私としては、東京近郊に気軽に相談が出来、かつ信用のおける精神科病院を確保しておきたいのだが、いつもそれが難しい。

開業をしなかったもう一つの理由は、気持ちを通い合わせるスタッフにかこまれ、賑やかに真剣な議論を闘わせながらの医療に、私が魅力を見いだしてきたからである。精神科医療は看護師だけではなく、受付、ケースワーカー、心理療法士、作業療法士などいくつもの職種が豊富に存在する職場なのである。

ただ、この考えは、東京で開業した友人が、地域の多くの相談相手に恵まれていることを知ったときに、大いに揺らいだ。相談相手は施設の中に限らないという、単純な事実を私はやや忘れていた。

4　「思想の科学」との出会い

前の仕事より、医師としての年月がずっと長くなったが、それでも私は医師になる前にいろいろな人・書物から受けた影響を引きずり、そこで育んだ価値観を医療の現場で試してきた記憶がある。五年前に書いた『家族への希望と哀しみ —— 摂食障害とアルコール依存症の経験』もその記録である。

医師になって覚えた、経験した事柄も沢山あるが、以前と切り離された記憶ではない。「思想の科学」との出会いは、私が「封鎖された」大学の構内で鶴見俊輔の本を読んでいたときに遡る。『不定形の思想』『日常的生活の可能性』が新鮮であった。

一九七二年春、私が「思想の科学」で上野博正に出会ったときに、彼は既に医師であり、私はフランスでの遊学から帰ったばかりの就職浪人生であったが、彼から受けた影響は医師以前のものであった。いまだに臨床場面で一番思い出し、真似をしていると自覚するのは彼の言葉と仕草である。上野博正ならばこの場面をいかに笑うか、怒りを表明するのか。どう答えるか、この苦境をいかに凌ぐかと考える。それは医師以前の仕草と立ち振る舞いである。彼なくして、その後の人生を考えられない。

書物を通じて出会い、数回、お会いしただけの中井久夫先生は医学・精神医学の師であるが、あまりに標高が高すぎ、同じ地平で見ることがかなわない。

医師になる前に出会った人があまりに大きく、尊敬する先輩医師の少なさは私の欠落である。

第2章

家族と秘密

1　不登校の少年と親

ある日の午後、急な電話があり、不登校の少年が父親に伴われて現れた。子どもの受診に付き添うのは日本ではなんと言っても母親が多いから、この少年の場合、既に理解のありそうな父親と感じられた。一週間ほど学校に行けない。クラスが楽しくないらしいが他にも理由はあるらしい。が、それとてもはっきりはしない。父は穏やかに頼み込むように問いかける。

「本当のことをいえよ。せっかく、此処まで来たんだし、本当のことをいえよ、大丈夫だから」

少年は困ったように押し黙ったままであった。

不登校の少年・少女が精神科の診察室で多弁であることは滅多にない。少なくともここ日本では不登校に自ら後ろめたさを持たざるをえない。子どもたちはここに現れるまでに既に「学校に行きたいのか、いやなのか。はっきりしろ」「行きたいなら行けばいい。行きたくないなら理由をはっきりしろ」——と多くの問いに直面している。

行きたいのならとりあえず行けばいいじゃないか。行かないともっと行きにくくなる。行きながらだって問題は考えられる——そのように周囲は考えがちである。

患者の主なる受診動機を「主訴」と呼ぶが、不登校の場合、「行きたい」を主訴ととらえると、何とかして学校に行けるように援助しよう、あるいは図ろうとなるし、「(行きたいが) 行けない」と後段に重きを置けば、行けない気持ちを当面は支えようとなる。この差は意外に大きく、意識されていない場合が多い。

子どもの心境をゆっくり聞くならば、「学校に行きたくない」のではなく、「行きたいが行けない」場合が圧倒的に多いとの納得がいくのではないか。学校教育そのものをいわば理論的に否定して始まる不登校——確信犯とでも言えようか——はそうあるものではない。

不登校について本当の理由は往々にして不分明だ。何となく出かけるのが嫌になっている。とりあえず、子どもが心に浮かんだ「理由」を語り出せば、「それはお前の考えすぎだ。思い過ごしだ」と二の矢が飛んでくる情景が往々にして避けがたい。いじめの相手を「告白」すれば、親と学校が適切な対処をしてくれるとの保証もない。いじめの相手を周囲に「告白」して良い結果が生まれると信じるに足る状況が見えないからこそ、子どもは苦しむ。

さらに「本当のこと」は自身にとってもそう簡単ではないのだ。他人に説明を始めれば、当初の思いとは違ってくるかも知れない。「さっき言ったことと違うじゃないか」と追及されるのは困る。だから黙っていることが当面の安全になる。いろいろ考え、喋ってもいま以上に情勢が苦しくはならないとの安心感が共有されなければ、「本当らしい」ことは容易に語れなくなるのである。

子どもに本当のこと、あるいは「真実」を語らせようとする親の気持ちは、「本当の理由」が常にあり、かつそれを子どもが語りうるとの前提があるが、その前提自体が怪しいのだ。親の焦りはときに子どもの秘密保持能力を奪う。子どもは学校を休んでゆっくり考えたいときもある。その時間を大切にしたい。あとは子ども自身が自分の言葉を探してゆく。

家庭は秘密を守る場所でもある。さらに、沈黙を許容する場所でもあるだろう。子ども、あるいは互いの沈黙を許容せず、沈黙に耐えられず、たえず語らせようとする家族は想像以上に緊張が高いと思う必要がある。

現在の日本の小学校・中学校の学校教育の一部では、一人ひとりの生徒が授業中にどれだけ発言したかをカウントし、成績の一部としている。沈黙を意味ある態度とは見なさないのである。それは沈黙を態度としたい子どもにとって、絶えざる脅迫であろうし、その状況を生き延びるために子どもには強い抵抗心を必要とするだろう。

不登校自体は病気ではない。その背後に精神科の疾患が隠れているケースはもちろんあるが、それとてしばしば喧伝されるように早期発見・早期治療がよいとは限らない。本人が自らの気持ちをゆっくり話すことが出来るときを待つのが多くの場合最善である。不登校において、学校でのいじめだけが緊急の課題であり、必要と感じたときに家庭自らの問題をふり返る余裕があれば、あとは待てばよいのだ。

そして学校のいじめを軽視する教師のなんと多いことか。髪の毛やスカート丈の長さチェックに戯れる教師のエネルギーの一パーセントでもいじめへの怒りに注いでくれれば、日本の子どもたちはどれほど救われるだろうか。

2 子どもの持つ秘密・背負わされた家族の秘密

ここで子どもの持つ秘密について考えてみたい。幼い子どもに秘密を保持する力は弱いであろう。だが、誰しも、親、周囲に対して秘密を持ち始めた記憶がないだろうか。私は小学校に上がりたての頃、苦し紛れの盗みが発覚し、親に知れてしまったときの苦悩を思いだす。また、クラスでの苦痛、特定のクラスメートに持つ感情——ときに激しい怒り——は親に知られてはならない深い秘密であった。小学校五年から日記をつけはじめたが、もちろん最高の秘密であった。

精神科の初診において、中学生・高校生が現れたとき、当然の権利・習慣のように一緒に診察室に入ってくる親もいれば、全く逆に、本人だけを追い出すように診察室に向かわせる親もいる。本人に秘密がないと思いこんでいる親にも会う。上に紹介した不登校の場合もそうかも知れない。

ひどく飲酒をしている、幻覚状態にあるなど、通常の対話が困難と判断される場合は別として、私はどのような患者さんについてもまず、一人で話をしたいのか、付き添ってきた人も一緒がよいのかを問う。ここで決められない人も多い。大人ですら決められず、「どっちでもいいです」と決定権を行使したがらない人がいる。

思春期・青年期の子どもは彼ら自身がもっと迷うようだ。なぜか。自分の意見行使が頼りない場合もあるだろうが、医師と一対一の対話を、あとになり――その日のうちだろう――家族から「何をしゃべったのか」と追及されるのを恐れている。「子どもに秘密などあるはずがない」と親が思いこんでいる家庭では、子どもが一人だけで医師と話す事態が不穏に映る。「何でも喋っていいのよ」と言いつつ、診察のあとで、執拗に内容を思い出させる親も存在し、それは子どもには恐怖である。

だから、中学生で「私一人でいいです」と私に言えたならば、それだけで彼・彼女はひとつの力強さを失わずに来たとの示唆になる。自立の一歩は親に対する「無視」作業である。もちろん、強さの証明だけではなく、親を精神的に当てに出来ないまでに、子どもが一人で強くならざるをえなかった背景を持つ家庭も当然存在し、そのような場合は強さの背景を汲まねばならない。そんなときには「一人で話してこい」と突き放すことに快感を覚える嗜虐的な親が想定されたりするかも知れず、それはそれで伝わってくる。

他方で、不登校や摂食障害の人たちに会っていると、「親に秘密はありません」と語る人にたまに会う。「親に秘密なんか何もないから一緒に話をする」と言って、何のこだわりも見せない。

中学生にもなって、親に秘密を持った経験がないというのだ。本当に秘密のなさそうな子どももいる。だが、それはやはりひとつの弱さなのではないだろうか。秘密が持つ緊張感を味わう経験がないままにに思春期を迎えつつあるのだ。

だが、実際には秘密のないといっていた子どもが、ときが経つうちに家族内の様々な葛藤を洩らすようになる。

母（嫁）と祖母の不仲であり、父が酔っての不機嫌さであり、世間にありふれた諍いではある。本人を愛する母、母と同じように自分に愛情を傾けるが、母とは口を利かない祖母。日常の暴力を受け、あれほど離婚をすると誓っていた母が、「そんなことあったかしら」と言い放ち、母の味方を自負していた子どもに深い不信と絶望がやってくる。

実際には「秘密がない」と語っていた子どもたちも、いつしか、実は「この親が怖い、それが言えない」という秘密があり、それを秘密とは意識してこなかっただけと知れるときがある。

自他共に優等生を自認していた思春期の人が、三年もたってから「毎日、家に帰るのがいやで寄り道をしていた」と洩らす。それはそれでよい。三年間の沈黙を共有するだけでよい。

結局のところ、私の臨床経験では子どもは子どもなりの秘密を抱え、ただ、その重たさと自己の心身の不調の関係を充分に意識してないときがある——と考えている。秘密を持つ子ども、持たない子どもという二分法は机上の議論であり、あまり好ましくない。私はむしろ、背負った記憶と背負わされた記憶という仮の分類の方が子どもの臨床に役にたつと思っている。

私自身も行った盗み、クラスでの争い、級友への意地悪。感動した小説の記憶。それらは自らが背負った秘密であり記憶である。

だが、母の不倫、家族内の深刻な争いは、家族構成員、あるいはその一部には知られていても家族外に公言することが諌められる、タブーである。本人の秘密と言うより家族共同体の中で背負わされた秘密である。背負わされた秘密は一人だけが抜け駆けすることを許さない。まして幼い子どもにとって、沈黙への決断は辛いのである。

3　子どもの秘密を盗み見る親

不安を抱えた親は子どもが何をどこまで知っているかを探ろうとし、子どもの日記や携帯電話を盗み見することが起きる。私が精神科の臨床医を続ける間に、最も驚いた事柄の一つは、子どもの携帯電話の内容を調べている親の多さである。それは「人権侵害」であると私は伝える。子どもの日記を盗み見て、親にとって意外なことが何も発見できなかったとしたら、その方がよほど危うい子どもではないかとの危機感を親の側が持つべきなのだが、携帯を盗み見る親はこの感覚が乏しい。意外なことがなかったと言ってとりあえずの安心をしてしまうのである。

子どもの日記や携帯電話を盗み見て平気な親もいる。よくはないと思いつつ、我慢できない親もいる。これは子どもが親の知らない秘密を持つことに耐えられないからである。親としての自信がない。他人の秘密を尊重しない人は自らの秘密の存在にも鈍感であろう。

不登校に限らず、精神的な葛藤、悩みの理由は一つと言うより、錯綜する。さらに、真実を言いたくないときはないだろうか。

不登校、摂食障害の子どもたちの抱える秘密に戻る。秘密は言えないからこそ秘密なのだ。医師にすぐには言えない秘密は数々あるだろう。あってむしろ当然である。治療者はそこを汲まねばならない。

初対面の人にぺらぺら秘密を語るようではもともと秘密とは言えないかも知れないし、秘密を保持する力が弱いとも言える。いまはまだ言えないからこそ秘密なのだ。少なくとも性急にそれを解こうとしてはならないだろう。秘密は本人を守る側面がある、むしろ、その側面が強いとの事実を忘れてはならない。

4　背負わされた記憶と殺意

私は冤罪に関心を持って来たので、冤罪（と私には判断できた）裁判を傍聴した経験がいくつもある。涼しい顔で嘘を並べる「証人」にも沢山出くわした。彼らは嘘つきだ。同時に、彼らが保持しているのは個人の嘘ではなく、社会的な虚偽だ。

彼らが嘘をつきつつ、それを維持する組織と社会体制があるからこそ、涼しい顔が出来る。彼らに秘密保持能力が豊富なのではない。その秘密は既に組織の共有であり、組織に守られ、自分だけが抱えた秘密という内面の緊張はないであろう。

人はこうして一旦は背負わされた記憶を組織の記憶にすり替えて生き延びる。

殺意について考えてみたい。人が殺意を抱くのはどのようなときであろうか。

私は自らの想像力の範囲で二つの場合を思いつく。愛するものを殺されたとき、陵辱されたとき。もう一つは自分が抱えてきた秘密が暴露されたとき。

前者は殺人事件で遺族が抱く感情である。論理的判断を通り越し、「この人に死んでほしい。早急に死刑を」となる。

死刑廃止論者に対し、「お前たちはそのような気楽なことを言っているが、お前たちの親族が殺されたら、死刑を叫ぶに決まっている」との論法が執拗にある。だが、それは人間を浅くみる哲学だ。

人の思想は苦境に立ってこそ試される。ペテロになるか否かはまだ決まってはいないのである。愛する妻を殺されて、死刑積極派に転ずるか、死刑廃止のままでいるかはむしろ、その人の思想が試される機会ではあっても、すべての人が転ぶ機会ではない。

愛するものを陵辱されたときにこそ、かえってその人の倫理観と思想がためされる。そのことを死刑推進論者は理解しない。

現実には多くの人が、それまでの思想を棄て、恨みを優先させるにしてもだ。森達也『死刑』を読むと、その辺の人間の変化が見えてくる。

自らの抱え持ってきた秘密暴露を恐れての殺意は、スターリンが抱いた殺意である。私はスターリンがパラノイアであったとは考えない。精神医学的な病名はつかない。だからこそあそこまで冷静・着実に殺人の計画を遂行したのだと思う。

スターリンから指示を受け、拷問と処刑を請け負ったスターリン体制の幹部――幹部とは言えないような権力の末端の人々も含めてだが――は、スターリンの嘘を最も知る人であり、スターリンは嘘を知るこの人々を次々に処刑していった。長年の親友も妻の家族も容赦しなかった。スターリンが殺意を抱かなかったのは母親と子どもくらいではないか。スターリンはいわば、次々に人に秘密を負わせていった。そうして部下を支配もした。秘密を負わせた人間がいれば、当然、秘密を負わされた側の人間も存在する。

だが、スターリン体制下で背負わされた秘密で自殺した人は少なくとも幹部にはいなかった。人間はその程度にずるがしこいのだという教訓だ。

大量虐殺でヒットラーと異なるのは、スターリンが一人ひとりの殺害を区別し、認識しながら死刑執行書に署名をしていったことだ。その奥に秘密を保持する人間への峻別、容赦のなさがあった。

NHKのBSドキュメンタリー映画を見て、驚くことの一つは、米国の政治家が在任中はひどい嘘をつきながら、退職後のインタヴューではあっさり、在任中に上司からかかった圧力などを認め、嘘を告白することである。国防省の幹部であろうと、CIAの幹部であろうと、退職後には在任中の圧力をマスメディアに公言する人がそれなりに存在する。

しかし、日本では退職してからのこの種の反旗を翻す人は見かけず、企業内告発も極度に少ない。日本の公安警察においても、背負わされた秘密を暴く人は本当に少数派であり、幹部になるほど減少するのも特徴である。最近で言えば、退職してからではあったが、元北海道警察釧路方面部部長で裏金作りを告発した人がいたが、彼を逆に嘘つき呼ばわりする幹部は続々と現れたが、証言を後押しする幹部はまず出なかった。

日本では個人が家族の中で背負った、背負わされた記憶が後々まで耐え難い秘密として残る傾向が強いのに対し、組織の中で負った記憶に対してはあまり語られない。

自衛隊員の自殺は年間百人に達し、隊内のいじめを含め、背負わされた記憶が多いと考えるが、その声はほとんど届かない。それは国立武蔵病院などに留め置かれた一部の元兵士を例外にして、戦争神経症がほとんど語られてこなかった日本の精神性を語っていると思う。

☆　☆　☆

話をもう一度、精神科医療へ戻す。摂食障害の人を見てきて私が感ずるのは、この秘密を背負わされた人の多さであった。

先に挙げたように母の不倫、両親の陰鬱な争い、父の暴力、家庭内の葛藤はいくらでもあるだろうが、それが外部には漏らしてならないものであることをいつしか学び、家族の秘密と知る。これは本人が自らの行いに対して持った秘密ではなく、抱えることを強要された秘密である。自らの意思と言うより、秘密を保持することが自分と家族の安定につながると感じたゆえである。

だが、その安定はもちろん、危うい基盤の上にある。

幼いときに家族のために背負った記憶、長じてから組織のために背負った記憶、ふたつとも背負わされた記憶とも言えるだろうが、日本人に関する限り、人間の精神の（不）安定に寄与する具合はかなり違うようだ。組織、職業集団への忠誠、それが日本人を基礎から不潔な国、民族に安住させている要因と私には思えてならない。

第3章

自傷と自死に向かう人

1　リストカットと自責

自分で手首を切りつけるリストカットは、私が精神科医になった一九八〇年代にはパーソナリティーに問題を抱える一群の人たち特有の現象と考えられていたが、現在では精神科の臨床で日常の光景となった。自らの手首・前腕をカッターナイフで切る、爪で皮膚に傷を付ける、頭を壁に強く打ち付ける、外科的な処置を必要としない程度に浅く切る人もいれば、神経の断絶にいたるほど深く切り、後遺症を残す人もいる。腕、大腿、腹部と対象は広がる。

私も思い出せば、一〇〇人を超えるリストカッターと出会ってきた。自死に至った例はないと思っているが、それは私が知らないだけかも知れず、とくに数回しか会っていない人はその後の消息を掴みがたい。また、あとで述べるように摂食障害も自傷の一部と見なせば、やせ細ったまま、半ば自死のようにして亡くなってしまった人もいる。

精神科医にとって自死してしまったひとは忘れられず、いつまでも記憶に残る。

私はリストカットをする人に強い疑問を感じることなしに来た。最近でこそ、過去の被虐待体験、性的な外傷体験などが自傷の遠因として言われるようになったが、私は患者の過去や家族の歴史をしつこいくらいに聞くのが習慣であったから、リストカットにあまり違和感はなかった。私はナイフを自らにあてた経験はないが、自傷の人の生活を聞いていると、手首の傷はそっとしておきたくなる。傷は結果なのだ。

一人の女性がいた。その人は繰り返し手首を切り、入院中も切り、外来でも神経を切断するほど切り、救急病院から「何とかしてくれ」との苦情が届いた。

何回目かの入院であった。寒い炭鉱町での生い立ち、閉山と両親の離婚、遙かな地方への転居・離散、離ればなれになった兄弟、遠くに住む、愛する祖母の思い出を二時間ほどかけて聞いた。その後、自傷は消えた。もちろん、このような例は例外だ。そう容易に自傷行為が消えるのではない。だが、自傷は病名ではないとの確信を私に与えてくれた。

自傷行為の分野で精力的な文献探索と研究をした米国の精神科医、アルマンド・ファヴァッツアは「反復性自傷症候群」を提唱している。

その診断基準を見ると「自らの身体を傷つけることにとらわれ、傷つけたいという衝動に抵抗しつつも失敗を繰り返し」、さらに「自傷行為の前に急速な緊張感の増大」があり、自傷行為の後には「満足感や安堵感を体験する」とある。

安堵はするが同時に「なんでこのようなつまらないことをするのだろう」と自責の念に襲われる。そして自責の念は次の自傷を回避せず、むしろ繰り返す動機となる。

摂食障害の人も同じ無力感と自責の念を経験する。自らの肉体を場とする自傷の側面があるからだ。自己の行動を下らないと考えて止まるのではない。人から「いつまで下らないことを続けているのか」と見下されて止まるのでもない。それらは自傷やアルコール依存、過食嘔吐の患者さんと接しているうちに私が確信し得た事柄だ。

☆　☆　☆

自傷行為は自殺の準備ではなく、自殺の見せかけでもない。むしろ「生きる衝動」である。「死にたい」というより「消えたい。こんな自分がいや」と表現する。だが、リストカットをする間は生きている実感が寄り添う。傷口から流れる血を見て、生きている実感を確かめる。誰からも認められない自己の存在を自らの傷口で確認する、孤独な作業である。

宗教儀式はしばしば外見上から肉体的な自傷行為を行っていると見なされ、先住民族の一部では実際に皮膚を切りつける宗教儀式が行われるが、それらはあくまで集団の承認下で行われる。現在の臨床で私たちが出会う自傷は独りで行う孤独な儀式である。インターネットで知り合い、集団での自殺決行、心中はあるが、集団でリストカットをする光景はない。自殺以上に共有できがたい孤独なのであろうか。

これだけ広まった摂食障害における過食行為も集団で行った例を聞かない。それは摂食障害が自らの身体を痛めつける自傷行為の側面がある事実を照らすとともに、いかに孤独な作業であるかを示しているのではないだろうか。

自傷は病名であろうか。それは自殺を病名とは考えないのと同様に微妙な問いであると思う。彼ら、彼女たちはなぜリストカットをするのか。私は幾人かの生活を思い起こしながら考える。他人を傷つけることができなかった、あるいはそれをよしとしなかった倫理・内面を想起する。他人を傷つけられなかった自分が自らの肉体を傷つける、自己の肉体を攻撃する。

2　封じられた、他者への批判

アルコール依存の人が「家族がこう言ったから飲んだ」「周りが俺の辛さを理解してくれないから飲んだ」と言い訳を案出している間は、決して酒は止まらない。自分の問題は自分の問題だとの認識と覚悟が必要である。回復は自分の問題である。これは事実なのだが、問題は人はどのようにしてその覚悟に至るかという過程である。

自傷を繰り返す人がどのようにしてこの認識に到達しうるか。容易に到達し得ないからこそ、自傷をする。

問題を精神科の病気一般に拡張するのは危険だが、自傷にあっては抱えた苦しみと葛藤をむしろ人のせいにできない苦痛と歴史を感ずる。幼い頃から、自分の責任でないことについての責任を負わされ、家族の葛藤などを引き受けてきてしまった歴史。前章の例を考えれば「負わされてしまった秘密」の存在もある。

精神療法を専門とする人に限って、「(家族・対人関係における)犯人捜しは益にならない」、「他人に責めを着せるのは自己を見つめる障害になる」と言う。だが、悔しさは汲まれて初めて、自己をふり返り、回復への余裕が生まれる。そこへ至る段階として、「あの人が憎い。あの人のせいで自分は病気になった」との叫びは意味があるのだ。人を、家族を批判し、恨みを語った後、結局は人を当てにしては回復につながらないとの覚悟が生れてくる。

私は家族に悩む人は思いきり、家族の悪口を言う機会があったほうがよいと考えている。その批判が後に考えて的はずれであってもよい。むしろ的はずれを恐れて家族への批判を封印するのが精神科の若き患者さんたちではないだろうか。医療者も的はずれを嫌う傾向がある。

自傷は自らの肉体を場所とはするが、自分を切り、罰しつつ、自分を囲む周囲を切っている。外界への憎しみが流れている。他者への攻撃が正当化しようとしても叶わない、その時、自分に向かって刃をあてる。だからこそ、自傷行為を強引に止めれば、自殺に向かう。自傷はつかぬ間ではあっても一時的な避難場所なのである。話が飛躍と思われるかもしれないが、統合失調症の妄想にも同じ意味がある。

自己が苦境に立ったとき、他人のせいにできないのは非常に苦しい。自傷の人はしばしば自分がひたすら悪い、責任があると考えている。だが、そう考えれば考えるほど、自傷は進み、回復への意欲も出ない。自傷の人は回復への道筋として、一旦は人を攻撃できた方がよい。そこを通り抜けて自分の苦しみを客観的に見ることをおぼえる。

持続した恨みはどこかで折り合いをつける。むしろ、そこまでの継続力が必要だ。家族は愛情も育てるが憎しみも育てる。私は思春期を過ぎてなお、家族の誰かを抹殺したいとの衝動に駆られなかった人を信ずることができない。

さらに敷衍して言えば、人への批判は語れた方が精神的によいというのが私の立場だ。他人の批判を一切しない流儀の人もいる。それは精神力が強靱な恵まれた人々であり、「普通の人」には勧められない。

3　境界性パーソナリティーと自傷

「境界性パーソナリティー」という病名、正確に言えば「障害診断名」が存在する。一九七〇年代の米国精神医学は、衝動性が強く、情動が不安定で（はやりの言葉で言えば、自己評価が低いことの裏返しなのだが）、自己像の不安定な人々を境界性パーソナリティー障害と呼び、この考え方は「先進」世界に広まった。診断を受けた人たちはときに暴力的であり、過食、盗み、自傷行為も多く、それらの行動は診断基準の一部ですらあった。

だから、過食して嘔吐をくりかえす摂食障害の人は「境界性パーソナリティー」であり、自傷をくりかえす人も、同じパーソナリティー障害だと見られた時代が続いた。

ここにある「自傷」と「暴力＝他害」の両立性は問題の核を言い当ててもいた。精神科では自傷他害と言うが、自傷と他害は攻撃性がどちらを向いているかの差に過ぎず、コインの表裏である。だからこそ、境界性パーソナリティー障害の人は他者を鋭く攻撃した次の瞬間に自らを攻撃し、身体を傷つけもする。

摂食障害の人はときにさしせまった必要もないのに万引きを繰り返すが、私は彼女たちの万引きは隠れた攻撃心だと思う。

境界性パーソナリティー障害の診断は現在の臨床では以前ほどの流行はなくなった。その代わりにここで述べた自傷行為、さらに意識の一次的な解離、それが人格の変異に及ぶ多重人格などが表面化してきた。境界性パーソナリティー障害の診断は下火になったのだが、一群は消えたのではなく、むしろそこにあった自傷への衝動が残ったのではないだろうか。

境界性パーソナリティー障害の診断自体も疑問が呈示されてきた歴史がある。その一つは米国の女性精神科医・ジュディス・ハーマンによるものだ。彼女は「境界性パーソナリティー障害」と見える実態の多くが過去の性的な虐待体験などに基盤を持つ事実を立証し、ともすれば厄介者と見られていた一群の人たちの過去と診断の偏見・有用性自体を問題とした。かなり固定的な要素があるからこそ、パーソナリティーと呼ばれるのだが、過去の体験により不安定さが付け加わるのであれば、それはパーソナリティーの問題と言うより、体験の問題となる。

すこし暴れたからといって、強引に精神科へ入院させられ、暴力が収まらなくなる。そして

「境界性パーソナリティー」の診断が符帳のごとくに書き留められる。精神科医療が苦労する人の多くにこの障害名がつけられた歴史は減少傾向にあるとはいえ、現在の日本でも続いている。

自傷行為を繰り返す人は、そうでない人に較べて後の自殺率がはるかに高い事実はわかっている。それは自傷と自殺をきれいに二分しようとする分類の無意味さを語っている。自傷は生きる衝動を抱えつつ、行われ、自殺もまた、生きる衝動が底を流れ、その流れがもう見えなくなった（と本人が覚悟した）ときに決行されるからだ。従って自殺もまた生きる衝動と決して無縁なのではなく、その挫折後に訪れる。

だから、私は現在の自傷行為の多さは日本社会における自殺の多さと無関係ではないと考えている。現在のわが国の自殺率はＷＨＯの統計によれば世界で九番目であり、上位にあるのはベラルーシ、リトアニアなどの旧ソ連邦を構成した国々とハンガリーなど従来から自殺率の高さで知られた国である。そして日本は逆に殺人率の低い国であり、自傷と自殺に傾いた国である。病気から離れて言えば、家庭内暴力・学校での暴力は他者への攻撃性の表現であった。だが、それらは見事なまでに消失した。そして、自傷が目立ってきた。

大きな筋道で言えば、子どもたちは他者への攻撃性を認められず、自傷に向かっている。

4　「連合赤軍事件」の時代

若松孝二監督の『実録・連合赤軍事件』を見たとき、四十年近く前のあの事件とその後を考えた。十四人の仲間が死に追いやられ、浅間山荘では彼らを説得しようとした民間人一人が亡くなり警察官二名が殉職した。いずれも彼らの銃撃による死である。短いものでは一年で判決が下り、「統一公判」では十年がかかったが、最終的に死刑判決は二名にとどまった。

オウム事件における死刑判決の多さ、それ以外にも急速な厳罰化・死刑期待に向かっている現在の日本の検察体制を考えるなら、当時の死刑回避判決の多さは意外と見えるだろう。

現場の指揮官であった佐々淳行の『連行赤軍「あさま山荘」事件』によれば、当時の警察庁長官・後藤田正晴は以下のように訓示したとされる。

「人質は必ず救出せよ。犯人は全員生け捕りにせよ。射殺すると殉教者になり今後も尾を引く。国が必ず公正な裁判により処罰するから殺すな」

佐々はこの指示を守った。「生け捕り」の表現に警察官僚の差別感を聞き取ることもできよう、射殺しなかったのはただ「殉教者」を恐れた政治的もくろみとの評価もあるだろう。だが、私はこの指示に当時のエリート警察官僚の自負と節度を見る。

ペルーの日本大使館占拠事件におけるペルー政府の対応とは明確に異なる。「公正な裁判」を信ずる後藤田の姿勢は、現在の検察官僚、あるいは、死刑判決を乱発する現在の最高裁の厳罰化姿勢とは異なる。

当時の警視庁・公安課には亀井静香もいた。亀井は現在も死刑廃止議員連盟を抜けないでいる。雑誌『冤罪ファイル』(二〇〇八年九月号)では裁判における冤罪の可能性を指摘しつつ、死刑反対の姿勢を曲げていない。後者の佐々はその後も世情についていい加減な言説を振りまき、二人の進路に大きな違いはあったが、一九七二年の時点で両者はどのような思惑があったにせよ、人の命を考える姿勢を保っていた。最高裁も同様であった。

永田洋子と坂口弘を裁いた中野武男裁判長の判決文は、二人に対する憎悪を剥き出しにした、不快感を覚えずには読破できない内容である。私はあらゆる死刑に反対であるが、それでも当時の日本の司法が死刑判決を二人にとどめた事実は残ると思う。

それは仲間を次々に殺害していった連合赤軍の被告を精神的に超えていた。私はその一点で当時の司法を弁護したい。政権をとっても、最高裁判所裁判官の一人の交代も考えず、「教育基本法」を元へ戻せとも言わなかった民主党中枢の人々よりよほど信用ができよう。

浅間山荘事件ではハンドマイクを持った家族が彼らの投降を呼びかけた。当時、テレビを見ていた私は家族を動員する警察の姿勢がいやだと思った。戦前の治安維持法で逮捕され、転向を促すために公安警察・思想検事のとった手法を思い出させた。当時は「家族の自発的な申し出」とする報道があったが、信憑性が高いと考える『あさま山荘銃撃戦の深層』（大泉康雄）によれば、やはり警察の強い勧めによるものと思われる。

しかし、三十八年後に映像を通して家族の声をもう一度聞き、考えると昔の私の感想は浅かった。母たちはただ投降を勧めていたのではない。あなた達の世の中への訴えはすぐに実現しないかも知れない。しかし、今回は引き揚げなさいと訴えている。警察からの勧めを考慮してもなお家族の声には真実が含まれていたと私は思う。

私はここに戦後日本の民主主義のひとつの到達点を見たい。問答無用ではない、とにかく話しあおうとした。そして、息子の思想を愚か者扱いにしない家族の姿勢があった。

そして警察・国家もそれを認めていたと――私の判断は甘いかも知れないが――考える。

連合赤軍の人たちは「自傷」を知らない、ある意味で幸せな人々であった。

5 腐敗する、現在の日本の殺意

だが、時代は変化した。「裁判は復讐劇である」「罰は重いほどすっきりする」とのポピュリズムがジャーナリズムと司法に吹き荒れ、池田小事件・光市事件では世間と裁判官が一体となり、本人を侮蔑するようになった。人間の精神的な回復を信じなくなったのだ。

現在であれば殉職した警察官の家族は法廷に立たされ、「この人たちを死刑にしてください」との発言を強要されるだろう。

日本では神は疾うに死んでいたが、社会主義の理念が死に、弱肉強食とポピュリズムが生き残った。人間の攻撃性・殺意を対処可能と考えず、もっぱら重罰と死刑を民衆への捌け口として利用することに決めた国家。日本は内側からも外側からも、殺人国家になり始めている。

自殺の何割かは仕事が立ちゆかなくなったが故であり、うつ病というより、国による殺人である。パーソナリティー障害の人はいる。しかし、殺人を侵す背後には自暴自棄を誘導する国がある。

私は日本におけるうつ病の急激な増加、および自殺の増加をこの疾患の増加に結びつける議論には疑問を持っている。たとえば、一九八四年にはうつ病で治療を受けていた人は十万人以下であった。それが二〇〇二年に七一万人、二〇〇五年に九二万人、現在は百万人をはるかに超える人がうつ病の薬を飲んでいる。SSRIという副作用の少ないといわれた抗うつ薬が日本に登場したのが一九九九年から二〇〇〇年にかけてである事実とあまりに符合している。

つまり、これは日本に限ったことではなく、モンサントやトヨタと同じように多国籍企業と化した製薬メーカーの強力な戦略と洗脳により、多くの医師と患者がうつ病の診断を信じ、うつ病は増えたのだ。

☆　☆　☆

一九〇五年、ロシアの詩人、イヴァン・カリャーエフはセルゲイ公を爆殺しようとその馬車を待ち受ける。だが、そこに幼い子どもの同乗を見つけてしまったカリャーエフはためらい、テロリズムの実行を思い止まる。それは目的が明確な、特定の他者に対する殺意があったからだ。そもそも殺意とは特定の個人を殺す怨念であり、長い年月をかけて独りの敵を追いかける仇討ちはまさにそうであった。

私は自分が殺されることが確実に見えれば、その相手を殺す可能性を持つ。隣の誰かが殺されそうになったときもそうだろう。それはガンディーの非暴力運動に矛盾しない。

不特定多数の人が住み、その人々との関係が不明なことを承知して、ビルを爆破するのは私にとってはテロリズムの堕落と思える。殺意が腐敗している。

人は貶められたときに自暴自棄となる。リストカッターを貶めれば、それはより激しくなって続く。自殺念慮の人を侮蔑すれば、自殺を決行する。自傷と見まがう他殺を決行するだろう。

秋葉原事件の容疑者が語る「誰かを殺したかった」「人を殺したかった」は果たして殺意だろうか。この事件はほとんど殺意と自害の区分を乗り越えている。もちろん、そこに未成熟な人格を読みとることはできるが、自らへの敵意と社会への敵意が判別しがたくなり、自暴自棄という名の自傷ではないか。死刑がこのような犯罪の抑止効果にならないことははっきりしている。死刑をむしろ自死のひとつの手段として考えている可能性がある。

十六歳の夏、母を殺害し、五年後に大阪で見知らぬ姉妹を殺害し、その四年後の二十五歳で死刑を執行された青年は、精神障害も抱えていたが、家族と周囲に貶められた経験は大きかったと思う。その人の名前は山地悠紀夫。池谷幸司『死刑でいいです ―― 孤立が生んだ二つの殺人』が詳しい報告を行った。私は犯罪報道の匿名原則を支持するが、彼の場合は名前を記憶し、忘れないことが弔いであると考える。

第4章
長期入院の人々との出会い

1　一九九〇年代の福島県浜通り

私は医学部を卒業し、大学での精神科研修を終えると、新潟県浦佐にある、六十年安保の学生運動経験者が運営の先頭にあった総合病院を希望した。私自身はとても運動家ではなかったが、狭い医療に閉じこもらず、権威的ではない医療が学べそうに考えた。

雪深い町であったから、院長は地域医療の先頭に立ち、長靴で冬の山あいの部落を往診する二十年の気概とキャリアをもつ人であり、往診が好きであった私は敬愛した。

一年半を過ごした、ここでの内科訓練を切りあげるときは辛かった。だが、精神科医を目指して、誘われるままに次の病院へ移った。精神科病院に初めて常勤医として勤務することになったのは福島県の浜通り、つまり海岸沿いにありながら、周囲を田んぼに囲まれた、伸びやかな病院であった。常磐線の平駅から北東へ二〇キロ弱、四倉町は江戸時代の磐城街道に栄えた宿場町であり、病院は浜からの塩分を含んだ風が通過する近さにあった。二〇〇床をすこし超える病床を持っていた。現在は全国おしなべての町村合併と味気ない名称変更により、「いわき市」というひらがな市の一部となった。

先代の院長が事故で急死され、同じ大学の後輩たちが赴任、精神療法を目指そうとの合意が医局にあり、それに納得して赴任した。

国道を少し外れた旧街道には松並木と古い家並みが残っていた。浜ではアカジなどの美味しい近海魚が捕れ、夏は太平洋の引き潮が強く、毎年のように波にさらわれる人が新聞に載ったが、海水浴は盛んだった。阿武隈山塊はもっとも高い山でも一〇〇〇メートルをわずかに超える程度で、ほとんどが六〇〇メートルから八〇〇メートルくらいの標高だが、それでも冬になると雪が積もり、山の好きな私は人気のない山頂を楽しんだ。阿武隈のあちらこちらに佇む温泉はほとんどが鉱泉であるが、ドラム缶で入浴する宿が残っていた。

浜通り特有の風の強い冬になると、病院近くの、刈り取られたあとの田で凧揚げを楽しむことが出来た。以前は気にもせずに患者さんと海水浴を楽しんでいた病院であったが、徐々に世間が海水浴の危険性にうるさくなる頃であり、私が勤め始めた頃は、浜で水遊びをするに留められるようになっていた。それを残念がるケースワーカーと看護スタッフは健在だった。

夏はまたキャンプの季節でもあった。大きな鍋、ガスコンロなどの炊事道具一式を持ち、近隣のキャンプ場へ出かける。夜になると冷えてくるバンガローに毛布を敷き、たき火を楽しむ。誰かがいなくなっては責任が生じ、寝ずの番で見回る役の人も決まっていた。現在の精神科病院はどこも泊まりがけのレクリエーションには消極的となり、宿泊するとしても、食事付きの旅館が殆どになった。私が経験したキャンプは精神科病院の伝統の最終期であった。

天気のよい日には病棟ごとの患者さんとの散歩がなかば習慣であり、病院を出ると，土塀の民家があり、川が流れ、その岸辺でアイスクリームを皆で食べた。

2　Cさんの退院

病院では各病棟に「インタヴュールーム」があり、週に一回、そこでインタヴューをする習慣であった。「面接」ではなく、「インタヴュー」と呼ぶのが、この病院の雰囲気を示していた。

そこでCさんに出会った。彼女は私と同世代で四十をわずかに越えていた。公務員の堅い家に育ったCさんは父の転勤に伴い、東北・北海道を転々とし、東京の大学の国文科に進学する。中国の革命思想に惹かれ、中国文学を希望したが，父に反対された。

実は多くの統合失調症の人がそうであるように，中学生のときから幻聴を自覚していたが、病気とは思わなかった。多くの人がそれを余り不自然な事態とは考えずに青春を過ごす。大学の講義では習わず、私が精神科の臨床医になって知ったことだった。

なお、若いときの幻聴は統合失調症の発症への危険因子ではあるが、現在の研究によれば、思春期人口の一〇%以上が幻覚・妄想などの精神病様体験を自覚するという。

卒論を書き上げ、一人暮らしをしながら、仕事をしているときに幻覚がひどくなり、故郷、つまり私の勤務する病院へ入院した。病状の一進一退があったが、私が会ったときには、入院して十三年が経過していた。昔の常で往診による入院、つまり半ば本人の意思を無視した入院であった。女子だけの閉鎖病棟で暗く、沈み、昼間はいつも同性の患者と同じベッドに横になっていた。

日本の精神科医療では現在でも似た状況が続き、男女は別々の病棟に入院することがほとんどである。私が勤務する、現在の甲府の病院は創立時から、すべての病棟が男女一緒であり、極めて例外的である。そこでの風景はいずれ述べよう。

退院の意思を聞いてみると「考えたことがない」と答えた。母が亡くなり、次いで父も世を去っていた。

「背中から誰かに見られている気がする。生まれてくる前の人生が思い出される。前の世で始末した子どもの霊に取り憑かれてこんな病気になったんだと思う。祈祷師に見てもらったとき、『これから先は真っ暗』といわれた。注射一本で死ねるならそうしてもらいたい」

過去には『遅れてきた青年』や『破戒』を読んだが、その気力はとうに失せたという。

「この病院に入院してからずっと死を考えている。手段は思いつかないが、死んでも未練はない。入院している他の人もそうだと思う」

退院の可能性を語る私に「いままでの人生は何だったのだ。そんなことは誰もいわなかった」

と泣いて怒った。だが、私も譲らなかった。思い出せば不思議なのだが、一年も経たないうちに退院への希望を否定はしなくなった。だが、外泊は辛いらしかった。

「自分は間違ったところに生まれてきた感じがする。弟は私の死ぬのを待っている。以前、外泊で聞いた。それを知ったときは悲しかったが、いまはそれも通り越した」

「年に一回の外泊は行けば傷つくと分かっているのです。でも、その傷を忘れて行くのです。退院したら誰にも煩わされたくない。一人で暮らしたいのです」

長期の入院をしている精神科の患者さんにとって「外泊」は必要があってすると言うよりも、一つの行事と化している面がある。どうせ退院できないのだから、年に一回か二回、お盆と正月くらいは家族の元で過ごそうという、習慣である。家族もそこは了解して習慣を続ける。だが、正月と言っても親類の集う三が日を外しての外泊も多い。

外泊を楽しみにする人もいれば、Cさんのようにそこにかえって傷つく体験を味わう人もいる。それでも人は家族の元に出かける。現在の甲府の病院で長期入院の人にアンケートをとり、退院の希望を聞いたところ、「家族の元に」が圧倒的であり、家族の元でなければ退院しないという人も多かった。親が生きている間は外泊もあるが、親が亡くなると外泊の機会も遠のく。甥、姪が跡を取ればなおさらである。

Cさんが退院への希望を否定しなくなった頃、私は家族に来院を乞い、病状を説明し、開放病棟へ移る許可と医療保護入院から任意入院への変更の許可を取った。

現在の日本の精神科入院には三通りの入院形態があり、「自傷他害のおそれ」により、県知事の命令による「措置入院」、本人の同意が得られないが、家族の同意による「医療保護入院」、本人の自発的意志による「任意入院」がある。医療内容に差があってはならないが、医療保護入院は本人の退院希望があっても、医師や保護者の同意がなければ実質的には退院できない制度であり、諸外国から批判も受けてきた。Cさんはながく医療保護入院であった。

弟はこちらの説明を辛抱強くきき、今後退院になることがあっても、たとえば同居を考えるなどの負担をかけないとの条件で納得した。

受け持って一年と少しでCさんは開放病棟へ移った。病棟を移れば、ベッドが一緒であった女性との別れが来る。辛いだろうと周囲は想像したが、さほどではなかった。

しばらくして親しい男性が現れた。入院経験のあるアルコール依存症の人であった。

そして、理解ある店長が経営する飲食店がみつかり、彼女はそこでアルバイトを始めることになった。店を訪れると、「メニューの金額が覚えられない」とこぼしつつ、愛想が好いとはいえないが、緊張しながら注文の品を運んでいる姿に安心した。当時で時給四百円であった。

ケースワーカーとアパートを探し始めたのはさらに翌年であった。かなり老朽化したアパートであったが、Cさんは一目で気にいった。その後も、保証人と家賃分担の件で家族と行き違いが生じかけ、「もう、一生病院にいる」と怒りをぶつけた時期もあった。両親が実の親ではない、だからこんな病院にいたのだと涙にくれながら主張し、インタヴューが一時間に及ぶ夜もあった。

だが、怒りの時期は徐々に短くなり、「退院」を迷うことのない目標にするCさんがあらわれ、スタッフの応援度もますます上がった。

私が赴任して三年目が終わる年の三月末、その人は先のアルコール症者の運転する軽トラックに二十年分の荷物を載せ、退院していった。病棟のスタッフは一様に涙で見送った。

☆　☆　☆

あれから二十年がたった。人づてに聞けば、定期的に通院し、生活も順調という。

この人との関わりは私の精神科医の原点である。二十年、閉鎖病棟にいた人でも退院は出来る。イタリアのように豊富な人的資源が供給されれば、もっともっと多くの人が社会で暮らすであろう。現在の日本政府の方向は貧困層を増大させ、同じ勢いで精神障害者の生活基盤を奪っている。

3　現在の精神科事情

私が現在勤務する山梨県甲府市の病院は精神科だけのいわゆる単科精神科病院であり、県に届け出たベット数が三一五あるが、実際に利用されているのは二七〇前後である。病院にもよるが、精神科の病床がおしなべて満室であったのは二十年も前の話である。

ずいぶん大きな病院と思われてしまうことがあるが、精神科としては中規模である。大規模な公立総合病院で八〇〇床は珍しくないが、精神科だけで四、五〇〇床の私立病院はいくつも現存する。これは関西に多く、特に大阪府は五〇〇床を超える病院が十三あり、九四八床という巨大病院も健在である。後でも述べるように、精神科は一人あたりの医業収入、つまり健康保険による収入が低く抑えられているので、ベッド数が少ない病院という発想があまり出てこなかった歴史がある。

公立病院ではベッドの稼働率の低さが不経済の象徴であるかのように、官庁に誘導されたマスメディアに批判されることがあるが、当然ながら満床である医学的必要性は全くない。むしろ、少しベッドに余裕があった方が、いざ新しい人が入院してくる折にも、より適切な部屋を用意できる。私の病院には利用目的の少しずつ異なる五つの病棟があるが、それぞれに適当に空床があった方が動きやすいのが少し考えれば理解されるであろうに、表面の数字に踊るマスメディアにはそれが届かない。

また、民間では利用病床数が減れば、それに応じて職員も減らす、経費を切り詰めるなどの四苦八苦をしてこの二十年を過ごしていたのだ。

精神科の入院患者さんが徐々に減るであろうことは周知のことであったから、多くの精神科病院は「認知症老人」を積極的に入院させることによって、入院数を補ってきた。そこには「療養型病床」という看護師が少ない配置ですむなど、国からのさまざまな利益誘導も加味していた。

当院はそれらの施策を拒否し、昔ながらの統合失調症とアルコール依存症などの治療から敢えてはみ出さずにやってきた。その結果、入院患者数はかなり減ったが、我慢の経営をしている。

設立以来五十三年になるが、三割近くが入院して十年を超える人であり、五年以上の人を加えると四割を超える。入院して四十年を超える人が三十人いる。若くとも五十代後半、多くは七十を超えた。その人たちは人生の大半をこの病院で送った。

私の病院はアルコール依存症の入院が多いので、比較的短期で退院をするこの人たちを除き、統合失調症圏の人だけを考えると、長期入院の人の率はさらに上がる。そして一〇年を越える長期入院の殆どが統合失調症の人であり、ごく一部に知的障害、てんかんで病院が施設代わりになってきた人がいる。

彼らはなぜ三十年、四十年を超える長期入院となったのか。患者の状態が改善しても留め置く病院ではなかったから、カルテをみると長期入院の人も初期にはしばしば入退院を繰り返している。つまり、症状が改善すると家に帰っているのである。それが、入院が三回、四回と回を重ねると、家族(我が国ではほとんどの場合、親である)が疲弊し、次の退院が考えがたくなる結果を招来している。そして、長期入院の人が多くなってくる。もちろん、病状が徐々に進行し、退院が覚束なくなったケースもあるが、少ない。ごく少数だが、一回目の入院から、今日まで退院の経験なく、三十年を過ごした人もいる。医療者に恵まれなかった不幸であろう。

家族への支援と家族以外にも住める快適な場所があれば、彼らの多くは退院できたであろう。また、退院のためには手厚い看護と医療が必要かも知れないのに、現在の日本の国の政策はその反対であり、長期入院の人は「社会的入院」なのだから、はやく病院から追い出せばよいとの議論になっている。

精神科医療に詳しくない人に話すと必ず驚かれる事実の一つに受け持ちの患者数がある。研修医のときは別にして、日本の民間、つまり私立の精神科病院に勤務する常勤医師は平均して三十人から五十人ほどの入院患者を受け持っているであろう。ここに日々の外来診療が加わる。日本の法律では精神科病院だけの特例として、入院患者四八人に医師が一人在籍すればよいとの定めがある。他の科は入院者十八人に一人の医師であり、精神科の医師は三分の一の定数で甘んじてきた。これは一九五八年の厚生省通達以来、ここ五十年、変更はないのである。

精神科医療は一般的に言えば、内科・外科のような検査・手術などをあまり必要としないので、医療保険点数は一貫して非常に低く抑えられてきた。つまり、患者一人あたりの病院収入が極端に低い。ところが他方で、病院経営における医師の賃金比率は大きいから、この両者の帳尻を合わせるためにも、精神科医師の必要人数が保険点数と連動するが如きに低く抑えられてきたのである。

これが精神科への差別であるとは昔から言われ、いくども議論になりながら、国が精神科の医師定数を改めようとの本格的な議論をしたことはない。一九六八年のライシャワー事件など、精神障害者の事件が起き、精神科医療がいろいろ議論されたときに話題になることはあっても、ついに医師定数に触ることなく、今日に至った。

ライシャワー事件は国の方針として、統合失調症の人一人ひとりの生活を援助する方向ではなく、新たな精神科病院の建設に方向が進んだ。多くは人里離れた，交通不便な、従って土地代の安い土地に建てられた。東京都の八王子市と青梅市がその典型である。精神科病院は入院中心の施設として機能し続け、今日に至っても外来患者が一日数人という、地域と孤絶した恐るべき病院も未だに存在するのである。

私の病院は市街地にあり、一日七、八十人は外来を訪れ、デイケアに通う人を数えれば、優に百人を超える。統合失調症の人が疾病を否認し、外来通院も途絶えがちというのは世間の誤解であり、ほかの疾患に比し、統合失調症の人は実に規則的に外来に通ってくる。

私は週に二回の外来で、およそ七十人くらいの人と会い、さらにこの二日以外にも予約の人を空いた時間、あるいは夜間・祭日の時間外で診ている。三〇分、一時間の話を必要とする人はとても通常の外来診療の時間では追いつかないからである。私は勤務医として賃金をもらっているので、時間外診療に特別な料金をもらわずに生活が出来る。開業するとこのスタイルを維持するのは難しく、それも開業を思いとどまらせている理由の一つである

医師には税法上の優遇措置があると考えている人がいるが、誤解であり、開業医にだけ，ある収入限度額に対し、六割までに控除が認められるという、特権的措置が継続している。精神科医師定数の少なさと、開業医に対する税法上の優遇措置は、ときの政権が立ち入らずに来た二つのタブーである。今回の民主党政権になってもその動きはない。

もし、医師一人あたりの受け持ち患者数を減らそうと思えば、保険収入以外の手段に頼るしかない。すなわち、多くの公立病院のように補助金を当てにするか（これも現在進行中の、弱肉強

食〈改革〉路線により、殆ど危うくなっている）、差額ベッド代を徴収し、収入を上げるしかない。既に日本の保健医療は財政的に危機に瀕しているのだから、さらに医師の数を増やし、結果として医療費の増加を考える厚生労働省ではないのである。本田宏『医療を滅ぼすのは誰か』は明快に日本の医療の危機を説明している。

医師が増えれば、医療費が増大するとの従来からの定説に加え、精神科の医師自身が、他から見れば多い受け持ち数に満足してきた、事情と歴史がある。

私自身も、医師に成り立ての頃は、受け持ち患者の多さの不当さをよく言っていた。いまも、受け持ち人数の多さは最も苦痛なことの一つである。だが、それでも人数の多さに慣れ、長期入院の人を「なんとなく」「遠くから見守る」スタイルを身につけてしまったと思う。

病院が半ば以上に「住み家」であり、その平穏さを乱さない努力に徹すれば、四十人の日常は保たれる。医師も「あるがままの」その人をやや遠くから関与していればよく、多人数を診ることができる理屈となっている。

しかし、現実にどうしてそんなに多くの患者を診ることが出来るのかとの問いはもっともである。私が精神科医になる頃、中井久夫の著作集が出始めていた。中井久夫は、日本の精神科医は幾十人も受け持つから、自らを暇と勘違いをする、受け持ちが十人くらいであったら、逆に忙しさを感ずるであろうと語っていた。

長期入院の人は実は病気が重いがゆえに長期入院になっているかも知れないのに、世間は長期入院しているから、医師が少なくてもすむとの議論になるのは疾病理解が違うと、これも中井久夫が指摘したことであった。

それらは現在も真実である。細部、深奥に目が届かないから、四十人も診られると自他共に許しているのである。現在の日本の精神科病院では長い年月を入院生活として送り、病院生活がその人の人生の大半となっている人が多いのが現実である。

4 病院で覚えた漢字とダンス

私が現在勤務する病院で五〇過ぎの女性がいる。

彼女は小学生で発病し、半年で一旦は退院したが、中学生で再発、それ以来の三九年間を病院で送ってきた。昔、つまり二〇年ほど前までは、急に興奮し、暴れることで知られていた。だが、ここ十年ほどで次々に発売された向精神薬が彼女には幸いし、表情にゆとりの見られる日が多くなっていた。

先にも述べた精神科病院の習わしで、正月とお盆のそれぞれ数日は実家へ帰り、あとの日々は文字どおり病院が生活と学習、遊びの場であった。看護師が付き添って近隣の公園、温泉へも出かけ、キャンプもした。ダンスが上手で、歌もピアノも漢字も、ついでにタバコも病院で覚えた。退院をさせなかった病院と言われようが、彼女が思春期から青春を送った精神科病院はそのような教育を担う施設でもあり、また、看護・作業療法士が教育を伝える熱意と力量と余裕をもった施設でもあったのである。

私は四年前から彼女を受け持った。長すぎる入院の習慣からであろう、三五年間、一回も開放病棟を経験していなかった。私の勤務する病院は、快方に向かった患者を留め置くことは全くなく、社会復帰に極めて前向きな病院であり続けてきた。それでも彼女にはなかなか手が届かずに来た。

私は医師になったときから、患者と散歩をするのを好んだ。込み入った話し合いを必要とする場合はもちろん個室での面接を行うが、散歩をしながらの世間話が長く心を閉ざしがちであった人との対人関係を開く糸口となることは多い。彼女は私との散歩でも上手に歩いた。難しい表札の漢字がよく読めた。

話し合いを重ね、開放病棟に移った。三五年ぶりに自由な外出が出来る空間が与えられ、心配された「離院」、つまり人に言わずにどこかへ行方不明になることはなかった。

閉鎖病棟では手持ちの現金は所持できず、伝票でおやつなどを購入する仕組みは現在まで生き続け、従って彼女も現金を使う習慣を習わずに来た。開放病棟に移って三年が経過しても、買い物は不得手である。

退院の目途も立っていない。たまに「家に帰るの？」と聞かれ、返答に困るが、「まだ準備が出来ないから、待っていてほしい」と伝えると納得をする。

母は老い、兄弟はそれぞれに家庭を持ち、三九年の歳月を乗り越える執念と手立ては難しい。

最近の精神科病院はレクリエーション行事の一つとしてカラオケが盛んである。彼女もよく歌う。だが、忙しすぎる私はその歌声に聴き惚れる余裕がなかなか持てない。

かつて彼女を受け持った医師が、もし受け持ち患者が一〇人しかいなかったら、彼女はどこかで退院していただろうか。それは分からない。だが、常に考えておくべき事柄だと思う。少人数であれば、この人は退院できないかと知恵を絞る余裕が生じ、そのための時間が見つかる。四〇人を見ていると無理と見える退院には「挑戦」しなくなる。諦めている人に敢えて「退院」という未知の冒険を語る余裕はなくなる。

だが、それだけではない。私は医師になって数年しか経験のなかった、四倉の病院でも受け持ち患者は四〇人もいたのだ。経験は人を摩耗させるためにあるのではないはずなのに、現状を肯定してしまうようになった自分を感ずる。

精神科医の特権と楽しみは一人の人と長く付き合えることであり、それが精神科医療の喜びと考えてきた。現在の病院は精神科としては四つ目の病院であり、もうここを動かないと決めたのは、つきあいの生じた患者さんとの別れをやめようと決めたからである。いままでは親しくなった患者さんと数年ごとの別れを重ねてきたが、それをやめようとしたのである。

だが、同じ人間が受け持っていれば、惰性も生ずる。しかし、別れる理由も見いだせずにいる。

最近でも新しく入院してくる統合失調症の人はいる。それなりに重症と思える場合でも、この人がこれからの人生で入退院を繰り返すことはあるにしても、二〇年入院を続けるであろうとは誰も考えない。そういう時代になった。

長くつき合い、定期的に外来通院を続けている人でも妄想を思いつきやすい人はいる。私はときたま「妄想おばさん」「妄想おねえさん」と呼ぶが、妄想は消そうとするのではなく、少しの距離が取れればよい。

自分をほんの少し対象化できれば、多くの精神疾患は楽になる。自分を笑う、それがいかなる事態にも必要だ。むかし、べ平連のデモで、リーダーの一人が逮捕された。怒りを募らせるデモ隊の前で、小田実は「腹を抱えて笑おう」と言った。

統合失調症の人がときに見せる攻撃性は「やられそうだから身を守った」という事態が殆どである。前段は確かに妄想なのだが、元々のパーソナリティーに攻撃性があるのではない。

私はアルコール依存症と摂食障害にたくさん出会い、時間をかけてきた。しかし、統合失調症の人のそばにいて、ふと心安らぐのは他者に悪意を持たない姿ではないかと考える。

外来でも一人でアパート暮しを楽しんでいる人も増えた。その人たちがあと二〇年たったら一人で暮せるのかはわからない。だが、私の実感で言えば、その困難さは統合失調症を抱えたか否かにはそう関わらないと思う。一人で暮すことに統合失調症の人だけが不利であり、力がないとは思えないのである。私はそのような一人暮らしの数人を誘い、正月に鄙びた山中の寺や神社にお参りするのを楽しみにしている。季節にしては暖かな日差しを受け、身延の山寺の境内で一緒に弁当を広げると、二〇数年前、精神科医に成り立ての頃、磐城の夏井川の川べりで患者さんと談笑した昔を思いだしていた。

第5章

父の肖像

1　家族会と穏やかな父

この夏、ある摂食障害の自助グループと家族会に招かれ、東京へ行った。「家族に出来ること」と題して話をした。

日本における殺人・殺人未遂の四割は家族間の発生であり、かつ家族間の殺人は既遂率が高い。家族とは愛情を育むと同時に憎しみを発生させる場でもあり、家族間の殺意は時間をかけて煮詰まる。家族は「殺害」を決心した段階で、憎んだ対象の「抹消」「死」を文字通り求めているのであって、怪我を負わせて満足するのではない。憎まれた家族は迫り来る殺意にしばしば鈍感であるがゆえ、油断も加わり、既遂率を高める。

毎日の新聞をそこに注意をしてよめば、毎日のように家族内の殺人が発生している日本を見ることが出来るが、往々にして、情状が汲み取られ、刑罰は相対的に軽くなる。その理不尽さを咎める人は少ない。

子どもに対し、無言の内にも親への尊敬を強要する家族があるが、それはしないでほしい。そうではなく、親は子どもを尊敬してほしい。すこし家族を離れて考えるなら、人間を安定させるのは愛する人よりも、おそらく愛する風景と尊敬する（家族ではない）他者を持つことであろう。その二つは自己の世界で破綻をしにくく、裏切りを免れやすい。

こんな内容を喋ったのだが、母の反応はほとんど伝わってこなかった。

会場に集まった四〇人ほどの家族の中で父親は一人だけであった。その父とはやや分かり合える気がする不思議な体験であった。

私を招いた、その家族会はもう二〇年以上も平日の午後に定例ミーティングを持っている。現在の日本の状況からして、その時間設定では専業主婦中心の集まりになるのはやむをえない。それはそれでよく、私は母親たちが子どもの病気を考えるために定期的に集うことに賛意を表する。

だが、私は二通りの観点から強い違和感を覚え、当日も伝えた。

第一に自分たちの集いに父の姿が不在であることにあまりに無関心である。

「父親の参加は拒否していない。たまたま平日の午後が集まりやすく、結果として母親の参加が殆どになっているだけ」――その通りであろう。だが、それであれば「摂食障害の母の会」と名乗るのが事実に近いであろう。「家族会」と自称しつつ、実質的に母だけの集まりで納得してしまい、そこから動かない点に納得できない。

そしてなにより、なぜ母だけが集うのかの自問に欠けているのではないか。子どもが腎臓病になったとき、白血病になったとき、母だけが定例ミーティングをするのだろうか。あるいは子どもが不登校のとき、家族会は母だけが集まるのだろうか。

さらに摂食障害の家族が困惑と絶望から立ち直るときに、母だけが集う形式は歪んでいるだろう。母だけが悩み、母だけが解決を模索するとの図式になってはいないだろうか。

「家族」「家族会」を考えるときにほとんど自動的に母を思い浮かべる姿勢が滲んでいはしないか。

私は現在の勤務先で摂食障害の家族の会「マーサウの会」をここ十一年運営してきた。ちなみに「マーサウ」とは北米大陸の先住民族であるホピ族で大地=精霊を表現している。

摂食障害の家族会を始める前に、私は東京の病院でアルコール依存症の家族会を運営してきた。仕事を持つ家族が参加しやすいように土曜日の午後に開いていた。現在の病院でもアルコール依存症の家族会を土曜日の午前に開催し続けているのだが、二つの家族会に集中することがなかなか難しく、アルコール依存症の家族会は先細りになってしまっている。

家族会では夫のアルコール依存に悩む妻の参加が大半であった。家族がアルコール依存の病因では決してないことを強調したいが、病気の治りにくさ、回復援助には夫婦の問題が影響すると私は考えていたから、参加者の構成には納得していた。ところが、当時、家族の自助グループの一つに行くと、妻の立場はほとんどいず、息子のアルコール依存を案ずる母の立場での参加が多いことに驚いた。運営する人の感じ方の差によって参加者も大いに変化する事実を知った。

家族が病気を理解し始め、対応を変えると、本人は心の底で楽になる。そこから回復までには遠い道が待ち、本人の努力が必要であることは言うを俟たないのだが、努力をしてみるかという気持ちになるために、家族が支えになる。

摂食障害と家族の関係にもにもアルコール依存と似たことが言え、ただ、前者では「夫婦を含めた親子関係」が病気の行く手を多少は垣間見させる。

このような経験があって、私は摂食障害の治療で家族の援助に心を注ぎたく、かつ家族会における父の参加に拘った。「マーサウの会」を始めたとき、母の集いを心の中の前提にしがちな流れに沿わないとの気持ちがあり、だから、平日の夜の時間に設定した。

それが一九九九年六月、あれから月に二回の火曜日の夜、その日に仕事を休むことはあってもこの会は滅多に休まずに来た。臨床心理の女性と交代で司会をする約束でそれも変更せずに来た。同じ趣旨の家族会が少ないためか、東京、長野からの参加もあり、夜の七時から九時過ぎまで十数人の家族が語り合ってきた。母親の参加の方が数としては多いが、夫婦揃っての参加も結構あり、父が三、四割であろうか。

世間の狭い県であるから会場に来て知人に会ってしまうこともある。それでも家族は来続ける。子どもが精神科の病気になったときの親の辛さを私はこの会で学んできた。

☆　☆　☆

今年の六月、「マーサウの会」の十一周年記念懇談会が私の勤務する病院で開かれた。日頃は家族だけの集まりなのだが、年に一度、当事者の参加も求め、互いの回復を話し合う。この日は総勢八〇人近くが地元の山梨だけではなく、長野、神奈川などから集まった。

二次会をサンドイッチ・パーティーとしたのだが、そこでの幾人かの父親の発言に心打たれた。ある父は、娘の病気が一〇年を超える。だが、もう治そうとしなくていい。治ってしまうと、この会に来られなくなるからと。そして少し涙を抑えた。私が心打たれたのは、その発言がお世辞ではなかったからであり、父の変化を感じたからである。かつては娘を打ち、手荒な父でもあった。飲酒で家族を苦しめもした。だが、どこかで情の厚かった父は娘の病気がただものではないことを知っていった。そして、自らが柔和な人間へと変化していった。「この会に来られなくなる」という感想も事実を反映している。

アルコール依存症などの自助グループでは自らが回復を続けて、長い年月が経過したのちも後輩を励ますため、回復の道のりを共有するために、グループに参加し続けることが多く、自己の回復過程を伝え続けることが次の人の回復に希望を与えるという、長い伝統と信念を持つ。

だが、家族会はやはり本人の症状が取れると来にくくなるようだ。私の会でも子どもの病気が回復して幾年かが経過し、安定すると、共有する話題が乏しくなり、どうしても親の足は遠のく。まだ病気に苦しむ、他の家族への遠慮も働いてしまう。

次の父は、娘が一人暮らしを始めたばかりであった。その娘が実家に帰ってくる日は、つい食べ吐き用の食材を買い込んでしまう。高価な食材を買ってもそれが食べ吐きされてしまうと知っている。こんな手伝いをしてはかえって本人の症状を増すだけと分かってはいる。しかし、愛する娘が帰ってくるとなると、喜ばすためについ余分と思うほど買ってしまう。

次の父は「私はアル中です」と自己紹介して、事情を知る会場が沸いた。五年前、子どもの相談で私の病院を訪れた折、子どもの病気と同時に父のアルコール問題の重要性を指摘せざるを得なかった。完全には納得しなかった父だが、家族会には参加し、いつもユーモア溢れる語りで会場を和ませていた。いつしか飲酒も殆ど消えてしまった。

家族会では父親のアルコール問題はしばしば話題になる。アルコールに問題ある家庭で子どもの摂食障害が決して珍しくないのが事実であるからだ。互いの家族の内情を少しずつ学び、家族は柔和になっていく。

次の父は回復した人とその夫の暖かな話を聞いて「羨ましかった」と語った。「家の娘もいつかあのようになってほしい」

中野好夫は「私はだれも羨まない。だれも私を羨まない」を座右の銘としていた。羨んでも解決にはならない。羨望は自己を卑屈にさせ、本来の能力を流してしまう。

他の家族を羨んでいれば、当の娘はなおひがむかも知れない。「どうせ私は……」と親の無理解を責めるかも知れない。だが、私は考える。それでも親は回復した人の子を羨みたい存在である。私は「羨ましい」と語る、父の気持ちを大切にしたいと思った。

もう、一五年以上も前であるが、私が東京で勤務していた病院は差額ベッド代が高額で家族を苦しめていた。私も居づらくはあったのだが、事情があり、勤務を続けていた。そこで私は一人の中学生の摂食障害の人とその家族に出会った。

一年あまりを入院し、数百万円の経費が既にかかっていた。ようやく退院のめどがついたときに、私は家族を労いたく、そして自分の不甲斐なさへの自責感も加わり、「沢山お金がかかり大変でしたね」といった。父は、間髪を容れずに答えた。

「いいえ、子どもに代わるものはありませんから」

愛情の厚い母には沢山出会ってきたが、このような瞬発的な反応はいつも父であった気がする。

ひどく痩せ、体重が二五キロ、命の危険性が問われた高校生がいた。内科との連携をしながら、私も必死で診たが、あるとき、私が「いくら医者でも、現在の体重では命の絶対的な保証は難しい」と口を滑らせた。父は敢然と異を唱えた。

「何を言っているんですか。娘の命を救って下さい。医者でしょう」

母親は危機的な状況でも医者にいくらか遠慮をする場面に立ち会ってきたが、幾人かの父親は「何を言っているんだ。しっかりしろ」と私に迫った。

娘・息子の病気と成長に対する父の心の揺らぎ、戸惑いを聞いていると、私は仲間を感ずる。そうして家族会を運営してきた。

2　医師が書くとき

私が精神科医になったときに持った安堵感のひとつは、家族を論じるときにもう文学の世話にならなくてよいだろうというものであった。

父を論ずるに森鷗外も江藤淳もいらない。家族を考えるに吉本隆明も共同幻想論もいらない。ただ、目の前の人を見ていけばよいのだから。時代を反映はするだろうが、苦手の漫画を読む必要もない。映画も要らない。

その感覚は続いているのだが、川上弘美の小説を読むと、いままでの文学不要感が吹き飛び、突き刺さるような同時代感を感ずる。この小説家と世界を共有しているとの感覚であり、つまらない精神科医の書く評論と、揺さぶられ方がまったく違う。結局、家族を考えるとき、医者も小説家も評論家も関係なく、ただ、見方の深さと揺れだけが人を暗闇に誘っていくのだろうか。家族を描く小説でも庄野潤三はその安泰主義（？）がいやですぐに投げ出してしまう。

医者としての経験は当然守秘義務が関係し、精神科医、あるいは臨床心理士の書く本には症例を紹介するに際し、しばしば「患者さんのプライヴァシーを考慮し、大筋の文脈を損なわない範囲で変更を加えています」といった但し書きがついている。つまり精神科医は臨床で感じた事柄を公表する際にかなり周囲を気にする。

ところが、ものを書くことが好きな内科医はずっとためらいがないようだ。かれらは診療所を訪ねてきた患者さんの日常、死の光景などをしばしばエッセイと称して描くが、私はこれを訝しく思ってきた。患者さんの内面を聞くのが仕事であると定まった精神科医の方が一般的にはエッセイにおいても気を遣っている。

3　私の父

私自身の父のことを少し語りたい。父は大正五年、金沢に内科医の息子として生まれ、旧制高校卒業と同時に両親とともに東京へ居を移した。祖父は医業をたたみ、朝鮮銀行と満鉄の株をかなり買い込み、初めて住む東京で余生を暮らそうと目論んだ。

父は大学で建築学を学び、卒業すると、昭和一三年、警視庁建築課に入った。それは当時の建築認可などの取り締まり行政が警視庁の仕事の一部となっていたからであり、かつ東京以外の土地への転勤を嫌った祖父の勧めもあった。

日本の敗戦の結果、植民地株がすべて無に帰し、祖父は昭和二三年、失意のうちに亡くなった。戦後の焼け跡に露店が次々にたち、やがてそれらがGHQの指令もあって取り壊され、東京が次々に建物で飽和し、車で溢れるようになる歴史を父は建築行政の一線で見た。秋葉原の「バタヤ撤去」では赤尾敏たちと渡り合い、本州製紙排水汚染事件では連日、国会に呼ばれた。

都市計画というと道路建設が優先され、公園・公共施設などの設備が後になる現状に異を唱えていた。

徹底した仕事人間であったが、幼い私と五右衛門風呂に入ると、桶を逆さまに水に沈め、アルキメデスの浮力の原理を説明し、盤を見ずに頭の中で将棋を指す遊びを私に教えた。風呂から上がると、将棋盤に途中経過を並べるのが私の役目であり、晩酌の父とその続きを指すのだが、酔いが回りすぎると父が負けてしまった。家族で百人一首をしても麻雀をしても、決して手抜きをしてわざと負けることはしなかった。

東京の通勤混雑の一因は山手線の内側に私鉄が入らないようにした戦前の取り決めにあること、明治期に国鉄と殆どの私鉄が英国にならい狭軌を採用したが、京王線と京成電鉄だけは大陸の広軌を採用し、それは輸送力ではよいことだったのだが、逆に狭軌を採用した国鉄との相互乗り入れが難しいことを教えてくれた。東京の地下鉄は銀座線・丸ノ内線と一旦は広軌を採用したものの、交通混雑の緩和目的で国鉄と地下鉄の相互乗り入れが求められるようになったときに、それが裏目に出てしまった。

父は指導行政の中心で、建築物認可権の部署にいたので、歳暮の季節には玄関に果物やビールが溢れた。しかし、仕事上で問題ある相手からの歳暮はその都度、母に命じ、送り返した。ときに商品券らしきものが混入していると、必ずこれも送り返し、ときには母がデパートまで行き、返還していた。

「汚職はだめだ」が父の口癖であった。父は同期の間でも出世が早く、安井誠一郎、東龍太郎と続く戦後の安定した保守行政の中で、早晩局長になるとされていた。その夢が崩れ始めたのが、父が五〇歳前の時であった。技術畑の出身であることにこだわりと誇りのあった父であったが、ある争いに敗れ、事務系出身者に局長の先を越された。局長級のポストでありながら技術畑出身者に与えられる「技監」なるポストが新設され、父はそこに座った。父の人生で傍流に追いやられた初めての経験であった。次いで南多摩新都市（いわゆる多摩ニュータウン）開発本部の初代責任者となった。

父は「天下りはいやだ」と常々漏らしていた。幾人もの天下り経験者を身近で見聞きし、元の同僚・部下に頭を下げて仕事をもらうような役は自分に合わないとよく知っていた。そこに傍流経験が重なり、役人としての出世をやめ、大学で教鞭を執る道を一足先に模索し始めた。それまで、夜学で教えていた経験もその決心を後押しした。都庁の役人が大学のポストを得るには博士号が必要であり、まだ存命であった恩師を訪ね、論文執筆の合意をもらった。

「書きさえすれば（博士号を）貰えるんだ」を繰り返し、出世を諦めた失意を見せずに、それから数年は、朝の四時過ぎに起き、応接間で机に向かい、「建築の容積率」の論文を書き続けた。

そんなとき、昭和四二年、革新系の美濃部亮吉知事が誕生した。父は基本において体制的な人間であり、祭日には日の丸を玄関先に掲げ、陸軍二等兵の軍隊経験があるにもかかわらず、昭和天皇を軍部の被害者と見るような人であった。思想的には対立するに決まったはずであったのに、長い保守都政を物足りなく思い、父自らはこの人に一票を入れ、期待した。

だが、その期待は美濃部知事が登庁して一月も経たずに瓦解した。

「敵陣にパラシュート降下した心境で、味方がどこにいるか分からない」「都庁の中で私は敵に取り囲まれています」と繰り返し発言し、ニュースの主役になることが大好きであった。良くも悪くも長年都政を支えてきたとの自負を持つ幹部に一切の相談もなく、記者会見で次々に思いつきを発表し、翌日の会議で「新聞で私の発言を読んでいないのか」と部下を叱責してやまなかった。公衆の面前で局長・部長などの上級管理職の人々を叱責するのは日常であり、父もその一員であった。

私は父の言葉の全てを信じているのではないが、父の憤懣は理解した。

世間は例によって騙され、「美濃部さん、かわいそう」となったのは、昭和天皇を気の毒に思うのと同じ心理であると気がつく日本人は少なかった。

父を追い越していた局長は「反美濃部」の急先鋒であり、美濃部都政の一期目に一旦は更迭されるものの、数年のうちに見事に翻身し、数年後には美濃部都政の重要職に返り咲く。

しかし、不器用であった父はそのような返し技にはまったく縁遠く、美濃部に睨まれ、軽蔑されたままであった。閑職に追いやられてからは建築行政の本を次々に書き、無念さを消化した。だが、回顧録である『建築行政三十年――混乱の時代から多摩ニュータウンへ』（昭和四四年）には美濃部知事への論難、私怨は一切触れられず、多摩ニュータウンに対する内外からの批判についても、私から見ると極めて公平な視点を貫いている。

毎日新聞の豪腕記者であった内藤國夫『美濃部都政の素顔』（昭和五十年）は美濃部亮吉なる人

物の裏表を的確に書いている。内藤國夫は、私の生家の隣に住むMさんの結婚相手であり、父とも親しかった。中野好夫は革新都政のコーディネーターであったが、個人的には美濃部知事を嫌いであると内藤國夫から教えてもらった。私はますます中野好夫が好きになった。

美濃部都政は朝鮮大学校の認可、公害研究所の設立と公害対策の実施、自衛隊の都内での観式の廃止、保育行政への援助など数々の善政を行った。ただ、美濃部自身は恐ろしいほど自己愛の強い人であり、人を見下すと容赦のない人であり、精神的には不幸なほど狭量な人であった。父の述懐の断片から私はそれを理解した。

絶え間ない攻撃が父に向けられた。父は我慢を重ねたが、美濃部都政が二期目を始めてまもなく、昭和四七年に戦前からの職場を去った。都庁を去る前に準備を重ね、某国立大学に内定しかけたが横やりが入り、東京理科大学の建築学科に職を得た。

新しい職場では教え子の仲人もしたが、他人の答案を盗み書く学生を落第にし（父の科目は必修であった）、教授会で揉めても父は譲らなかった。学生部長も務め、「甘えた学生」に容赦なく、処分をした。

藤原弘達や小汀利得が好みで、男尊女卑で、弱者切り捨て派であり、思想的には全く私とは折り合わなかった。ただ、私には甘く、私が医学部に入り直してからも経済的援助を続けた。

上司の言うがままにはならない父。権威で圧する相手には反抗する。その一箇所で私は今日に至るまで父を同志と考え続けてきた。医者になって十幾年も経ってから、勤務先の病院の人に

「なんて世渡りが下手なの」と嘆息されたことがあった。止めておけばよいのに、上司に逆らからうからしい。父からもらった正義感と不器用さらしい。

4　有能でない人々

医者になる前の医学部時代、小学館発行の『現代性教育研究』という雑誌で書評を任されていた。記者の時に知り合った編集者の好意で、自由に本を選び、自由に論評を加えてよかった。一九八二（昭和五七）年一二月号で、発刊されたばかりで評判となっていた河合隼雄の『昔話と日本人の心』を取り上げた。

今回、二八年ぶりにその本と私の書評を読み返した。河合隼雄の引用する「女性原理」などに納得せず、八つ当たりの愚かな批評であった。

一つの昔話「うぐいすの里」が東北に多く伝わる。

若い木樵が山には入り、見たことのない大きな館に出会う。そこで美しい女性に出会い、留守番を頼まれる。「次の座敷はのぞいてくれるな」との言い置きであった。しかし木樵は約束を守れず、次々に部屋を開け、最後の部屋で三つの卵を落としてしまう。

帰ってきた女はいう。「人間ほど当てにならないものはない。あなたは私の三人娘を殺してしまった」。そして鳥になって飛び去る。男が気がつくと、館も何もない萱の原である。

「鶴女房」、能の「黒塚」で知られる「見るなの座敷」に分類される昔話である。西洋にも同類の民話は多いが、社会通念上の上下関係が基盤にあり、従って多くの場合、父親が禁止を与え、妻・息子・娘たちが禁止を犯し、それなりの罰が与えられる。

しかし、日本では禁止をかけるのは女性が多く、禁を犯された、いわば被害者である女性が少しは恨みがましいことをいったとしても立ち去ってしまい、禁を犯した側に罰は来ない。あたかも一編の夢物語のようになり、元の世界にふと戻る。この昔話で、見られる側に心を寄せ、あわれをこめる日本人の心情を探る解釈に、現在の私は同意できる。女性原理と聞くと、それだけで腹を立てていた自分が悔やまれる。

さらに、この昔話を読み直すと、「人間ほど当てにならないものはない」という最後の言葉に人間を中心軸にとらない日本人を感ずる。人間をあまり高く評価しない知恵。

禁を犯しても罰を与えず、元の状況にもどる――日本人のこころの歴史にとって、源頼朝の残虐性は異質な心性として残り続けたのではないか。それが今日の私の感覚であり、現在の家族を考えるうえにも響きあうと思う。ただし、集団の一員と化した時の日本人の残忍性については全く別の考察が必要となるだろう。

日本の家族とつき合うには日本の家族の歴史と心性を知らねばならない。河合隼雄の編集した、文部科学省公認の『こころのノート』は人間に対する見方が楽観的すぎて、私が知る家族の問題解決にはとても参考には出来ない。しかし、昔話からの知恵は忘れてはならないと思った。

☆　☆　☆

私が今回紹介した父たちはおしなべて優しかったかも知れない。権威的な父はなかなか家族会には参加しない。「人の話を聞いてなんになる」という。一、二回で参加しなくなる親も多い。しかし、母から評価の低かった父がはじめて家族会に登場すると前評判とは大きく異なる場面は沢山経験した。無口でもなく、剣呑でもなく、子どもを案じてきた父は多い。ただ、心情を語る機会と仲間を持ち合わせなかっただけであるようだ。

私は家族会を運営していて思う。子どもたちが親への信頼を持つのは、揺らぎつつも子どもの回復を願い続け、家族会などに参加を続ける日常の姿勢であろう。あくまでも具体的に時間を費やす親の日常であると思う。

鶴見俊輔が日本の知識人の戦争責任についての「論じ方」を論じたとき、「環境の刻々の変化に適応してゆくことに長じた人」を「有能な人」とした定義を思い起こす。もちろん、時局に便乗しやすい知識人の評価を語る文脈であった。私は有能ではない、不器用な多くの父に出会ってきた会の歴史を幸福に思う。

家族会に集う父たちを見ていると、私の父を思い出すときがある。

父が職業上の地位を利用して私を助けたことがある。私が運転免許を取得して間もなく、赤信号の交差点に入り、違反切符を切られたことがあった。母の取りなしがあったのだが、父は知人を通して所轄の警察署に電話を入れ、便宜を図った。私はその警察署に出向き、謝罪をして、違反は取り消された。父から叱責はなかったが、私は父の仕事をやりにくくさせたのではないかと考え続けた。

歴史をさかのぼり、五〇年前に私たち姉弟の誰かが精神科の病気になったと仮定して、家族会に来る父を想像できない。一三年前に亡くなったが、私が主宰する「マーサウの会」にも興味を示さなかったであろう。

それでも私は司会をしながら、司会を終わって帰途につくとき、父に支えられている自分を感ずる。それは何だろう。それはなぜだろう。そう考え続けて数年が経っている。

第6章

精神科の習慣

1　他科受診

日本の医療には考えて見ると不思議ないくつかの習慣がある。その一部としての精神科医療の現場にいると、他から押しつけられた慣習もあれば、自らが築いてしまったと思わざるを得ないものもある。それらは多くの場合、医療の理解を貧しくさせる側面がある。それらを考えて見たい。

精神科医を仕事として困惑する日常の一つは「他科受診」である。私の勤務する病院は精神科だけの単科病院である。患者さんが風邪をひいたくらいならば、自分の出来る範囲の治療をするが、骨折をした、重度の肺炎になったとなれば、治療、場合によっては入院を引き受けてくれる病院を探す。これがときに難問となる。

私が知るのは殆どが山梨県の事情だが、外来通院をしている統合失調症の患者さんが自転車に乗っていて足を骨折した。現場近くの大学病院に当たると、「精神科の患者は診ない」という。興奮しているのでもない。落ち着いて外来通院をしている、そう説明しても相手は聞き入れない。「病棟で興奮されるとうちでは対応できない」「看護が精神科の患者さんに慣れていない」といろいろの理由が出てくる。地元の市立病院も精神科の患者さんは一切入院させない、ときには外来通院すら断ることで（関係者には）知られている。

あるとき、入院中のアルコール依存症の人が糖尿病を合併し、インスリンを新たに導入する必要があると考え、ある総合病院の内科に糖尿病の入院を依頼した。インスリン導入の初期は病態が不安定で入院が安全と考えたからである。離脱症状もなく、了解はよく、日常生活にまったく問題のない静かな人であった。私の勤務する病院のアルコール病棟は完全開放であり、自由に外出もしている。ところが、相手は「精神科の患者は引き受けない」と一歩も引かない。興奮したときには（そんなことはあり得ないのだが）夜間でも当院で引き受けると医者同士が確認してようやく、その人は移っていった。

別の総合病院の内科はアルコール依存症と思われる人の肝臓・膵臓の治療をずっと行っている。それは「精神科に受診したことがない」という条件付きである。同じ、アルコール依存症と肝臓疾患の人でも精神科受診歴がなければ、アルコール依存とは気がつかずに診療を続け、精神科から紹介を受けると今度は「精神科の患者は診られない」となる、この不思議さである。

統合失調症となるとアルコール依存症よりさらに紹介先を見つけるのが困難となる。病名を聞いただけで、暴れる人を想像するらしい。精神科からの紹介状がなく、初診で行けば診察をするが、親切と思い、精神科からの紹介状を持って行くと、かえって断られたりする。統合失調症で妊娠をすると出産の入院先を見つけるのに苦労する。

公的病院は精神科の患者さんを引き受けてほしいなどという理想論はまったく通用しない世界が残っている。それは医師だけの問題ではなく、医師を含めた病院全体の姿勢と慣習と歴史が偏見を長引かせている。幸いなことに例外はあり、精神科の患者に普通に接する医師は各所に存在し、特に開業医に断られる経験は少ない。

山梨県で精神科の患者さんに最も偏見の少ないのは民医連系の施設である。全日本民主医療機関連合会、つまり日本共産党系列とされる病院群なのだが、こちらが大丈夫かと案ずるほどの統合失調症の肺炎患者さんも引き受けてくれる。病院の方針といってしまえばそれまでなのだが、「精神科の患者だからといって断らない」との伝達が病院と医師たちに共有されているのである。私はこの一点で山梨県の民医連に共感を保っている。

あるとき、二〇年も入院中の統合失調症の人で痩せが目立ってきた。上記の病院に胃内視鏡の検査を依頼した。独り言が多く、突然、廊下に寝込んでしまう癖もあり心配したが、何のことはなく、胃カメラを上手に飲んで帰ってきた。偏見はこちら側にもある。

山梨県内の救急医療の要となっている県立中央病院の救命救急科も一切の偏見なく対応してく

れる。長年の指導医が見識のある人で、その姿勢が他の医師と看護者に浸透している。私は入院中の患者が急変したときにはなるべく救急車に同乗して搬送先の病院まで行くのだが、患者を差別しない姿勢にいつも感動し、医療の世界において、指導者の考えがいかに大切かを実感する。県内で最も高度な救急医療を担当するのであるから、本来であれば、ほかの救急施設で十分であろう患者もベットさえ空いていれば引き受ける。入院中の患者さんが飛び降り自殺を図ったとき、急に心臓が停止したときなど、いくど世話になったか限りない。

☆　☆　☆

一般論だが、精神科の医師は精神科医療に携わりながらも、他の内科などの知識をリフレッシュしようと努力する。自分の患者が癌になれば、どのような治療がなされ、昔と比して進歩があるのかを気にする。医学部を卒業して日があけば、専門の精神科以外の進歩が気にはなる。

ところが、精神科以外の医師は、精神科の変化にあまり関心を示さない。あるいは精神科そのものを怖がる。似た事情が精神科内部でも発生する。つまり、精神科の中で小さな分野であるアルコール医療に携わる医師は、精神科医療全般の知識を得ようとするが、逆は成り立たない。すなわち、大方の精神科医はアルコール治療をあまり歓迎しないか、怖がったりして無知を反省しない。

ある症例検討会でどうみてもアルコール依存症の女性の例があった。発表者の医師は繰り返しての入退院を引き受け、「精神療法」を行っていたが、自助グループの紹介はしなかった。わたしが「それは医師の倫理に反する」と質問をすると、「紹介しません。理由はありません」という。

アルコール依存症に仲間が出会う自助グループは治療、回復援助の要点であるにもかかわらず、この程度の認識と自己満足で精神科の医師として堂々と症例発表をしてしまう。薄寒さを超えた深刻な傲慢であると思う。

甲府には誠実な活動を続ける、不登校の親の会があるが、多くの精神科医はその存在と活動を知らない。不登校の子どもがやってきても、いきなり薬を処方したり、説教をしてしまう。

医療にあっては医療以外の世界をどこまで知っているかが治療に影響を及ぼす。それは精神科医療に限るのではなく、たとえば、臓器移植においても、狭い医療の知識では治療は成立しないと思う。その意味で、医療は教養の一部であると私は考えている。

2 紹介状の往来

医師の世界には紹介状のやりとりがある。現在の西洋医学は多くの分野に分かれているから、私のように精神科の臨床医をしていれば、内科の医師が精神科向きと考えて紹介状を書くこともあれば、私の外来通院をしている人が骨折をして、整形外科医に紹介状をこちらから送る場面もある。

たとえば、アルコール依存の離脱（禁断）症状で意識障害を起こして、内科からやってくるひとがいる。私から見ればもう一〇年以上もアルコール依存症であり、もっと早期にこちらに来ればよかったと考えるが、内科医の説得が届かなかったり、本人や家族の精神科医療に対する敷居が高く、多くの場合、遅れてやってくる。それでも来ないよりよかったというのが私（たち）の感慨である。アルコール依存症の実像をまったく知らずに亡くなっている人は実に多いのだから。

精神科の医療機関同士の紹介状もある。患者本人が現在の医療機関の対応に不安をもち、紹介状を依頼する、あるいは医師自身が別の精神科医を敢えて紹介することもある。自らがある分野に不得意と考えることもあれば、患者をやっかい払いしたいときもある。

短い病歴を記しただけのごく簡単な紹介状から、生育歴を含めて数枚にわたる詳しい紹介状も届く。そこに前医がどの程度、その人に真剣に係わったかが見える。

診断は医師の特権であり、義務でもあるから、紹介状の殆どに診断名が付与されている。ある人に接し、ときに薬を処方し、飲んでもらうからにはその根拠となる診断が必要である。病名という意味の診断ではなく、「症」に応じて薬を処方する漢方医の場合であっても、「症」という診断に到達したがゆえの処方である。西洋医学においても狭義の診断にこだわらず、症状に応じて薬の処方を行うことはある。例えば、不眠もそれ自体では病気とは言えないが、多くの医師が睡眠薬を処方する。

臨床心理士の心理面接の辛さと自由さは少なくとも法律上は診断なしに行える点にある。

患者さんが紹介状を手に現れると、私はそれを開き、「あなたは診断名を聞いていますか」と問う。「ええっ？」といい、聞いていないと表明する人が多い。「なんとなく、聞いた気がしますが覚えていない」。このようなケースは圧倒的に精神科からの紹介状に多い。

親が、申し訳なさそうに「統合失調症で一生、治らないといわれました」と語る場合がある。「統合失調症ではそういう言い方もやむを得ない」、あるいは「統合失調症であるから、神経症のような精神療法は不要である」、「適当に薬を処方すれば結果は同じ」と考えるのは疾患に対する重大な誤解である。治療に薬物が欠かせないとしても、薬物の効き方と副作用の説明、対人関係の配慮、薬以外の回復援助方法などが予後をかなり左右するのは統合失調症も変わりはないからである。

医師の診断は聞かず、伝えられず、自己診断で通してきた人も多い。特に明らかに統合失調症で、そのための薬が処方されているにもかかわらず、本人はうつ病と信じているケースは多い。精神科医は患者側の自己診断に無関心なままに過ごし、自身の診断に基づいて投薬をしている。私の考えでは、それは明らかな人間としての倫理違反である。

私のところに来て、率直に病気の説明をすると「そんな病名は今まで聞いていなかった」と怒り出す人もいる。

このような事情があるので、相手の医師から来た紹介状をそのまま披露することはなかなか出来にくい。届いた紹介状の読み合わせをし、確認が出来れば、それは今までの医師が誠実であり、治療関係が円滑であった印でもある。

それでも診断を聞いている人はかなりいる。だが、治療経過となると紹介状には多少書かれていても、その内容が当の患者本人に知らされていることは少ない。

診断に基づいて治療経過があるのであるからして、両者は密接不可分のものであるはずだが、その手の内を患者本人には知らせていないのである。これは不親切というか、ルール違反であろう。

自分が紹介状を書くときを考えよう。私は紹介状をそのまま読み上げ、納得してもらうことを原則としている。違うといって訂正を求められれば、それは幸いである。

診断についてこの段階ではじめて伝えることは私の場合にはない。ただ、診断についてついに迷いが消えずに紹介状まで来てしまうことはある。となれば、紹介状にはそのまま書く。医師が初診で診断を発見する場合はもちろんある。だが、数回の面接でも診断が出来ないケースも多々ある。そのような場合は、私は率直に「精神科医療でも診断がすぐにつくとは限らない」と伝える。

当の患者には言えない事柄があるだろう。一人の医師の心の内だけにしまっておくこともあるだろう。それはそれでよい。だが、一旦、紹介状に書いたなら、その内容は患者も知る権利があるのではないか。紹介状は秘密の隠れ家であってはならない。

☆　☆　☆

他の科に比して、精神科に多く見られる事情の一つが精神科同士の「紹介状の要請」である。

ある精神科に受診を続け、しばらくして他の精神科医に行って見たいと考える。そして、次の候補であった医療機関に電話をして、正直に事情を話せば、まず「紹介状を持ってきてほしい」と言われる。一回でも以前に精神科の受診歴があると、「そこの紹介状がない限り、診ない」と公言する医療機関もある。以前の受診歴を隠して受診をすれば良さそうだが、そのような不正直さは患者さんの得意とするところではない。そのような嘘をつけば、不安も増すだろう。精神科医はなぜ、このように紹介状を執拗に求め、頼るのか。

いきなり自分だけで診断から始めるよりも楽なことが一つである。前の医者と診断や治療方法が異なったときの不安がある。それで質問を受けたり揉めるのも不愉快という心理である。

前の医師から紹介状をもらいにくい事情はあるだろう。しばらく二人の医師を比べてから決めたいときは多いだろう。だから、私は「紹介状があれば参考になる。ときに大いに参考になる」くらいの感覚である。

ドクターショッピングとは冷たい言葉であると思う。人はより適切な医療機関を求めて歩くだけであるのに、患者から選ばれたり、見捨てられたりする不安から、患者が複数の精神科を探すのを嫌がる。ドクターショッピングで唯一困るのは、薬——殆どが睡眠薬である——をもらうために複数の精神科医を渡り歩く人である。紹介状の強気な要請とは裏腹に、「眠れない」との訴えに、過去をろくに聞かずに言われるままに、副作用の説明もなしに睡眠薬を処方する医師の多さは別の困った問題である。

多量の睡眠薬を投与された人の減薬にはしばしば苦労する。睡眠薬・抗うつ薬・向精神薬などは増量よりも減量するときにこそ、医師の技量が問われるのだが、一般には逆に思われているようだ。

3　見舞いと面会

家族・知人が病院に入院したとき、「見舞い」に行くと表現するのが通常の感覚であろうが、精神科の場合には思わず「面会」と表現してしまう。精神科施設の方でも「面会」なる用語の使用が多い。「面会」とは刑務所の面会の如く、会うのに制限があったり、相手がいささか閉じ込められた、そこから出にくい場所に、こちらから会いに行く含意があるようだ。

見舞うべき相手が長期に精神科に入院していると、急いで会いに行くべき病気であるとの感覚が薄れ、「見舞い」はそぐわないと感じられることもあるだろう。入院して間のないひとには「見舞いにきた」と語る家族がいるから、時間感覚が大きいのだろうと思う。以下の文章で「面会」という言葉をすべて「見舞い」に置き換えて考えると精神科の特殊な事情が浮かび上がるかも知れない。

私の病院には開放病棟と閉鎖病棟がある。閉鎖病棟と言っても、病棟の入り口が施錠されているのであって、中へ入れば自由に歩ける。全病棟が男女混合であるので、原則として、異性の病室には立ち入らないことになっているが、守られないこともある。

さらに閉鎖病棟の環境が過度に「閉鎖的」にならないように、人工芝のテラスが設けられている。テラスに出ると、外の道と金網のフェンスで遮られてはいるものの、フェンス越しに会話は出来、「もののやりとりは遠慮して下さい」の――張りたくはない――張り紙はあるが、実際にはおやつや飲み物も入ってくる。ときにはアルコールやシンナーが入るが、だからといってテラスを撤廃しようとの動きはない。

閉鎖病棟であっても、面会は原則として誰でも自由であり、外来通院中の人が面会票を持ってやってくる。あまりに自由であるので、ここでも酒を持ち込んだりのトラブルも数多くあるが、それは注意をするだけで、一律の禁止はしていない。

しかし、多くの精神科病院では今日もなお、面会は特定の家族などにかなり制限され、友人までが自由な施設は少ない。さらに、面会室（見舞い室とは呼ばない）があり、そこだけで面会が許され、病室には入ることの許されない病院もある。病院職員の立ち会いが原則という病院もあると聞く。

わが病院は保護室に入っている人にも面会権（見舞い権）は行使されている。危険なときは保護室の格子越しに会ってもらうが、仮に患者さんが興奮していれば、それは保護室の使用を家族に納得してもらうよい機会である。

逆に「興奮しているから、面会は出来ません」と回答する施設が多いのは方法論としても間違っているだろう。

以上は面会を前提に語ったが、より深刻なのは面会は自由であるのに、実際の面会者が少ない事実であるかも知れない。面会の自由は面会が行われて初めて成立する。

☆　☆　☆

この一月末に私が受け持っている入院患者さんは四四人である。アルコール依存症の人が九人、躁うつ病三人、摂食障害一人、強迫神経症一人、知的障害一人、診断不明二人、残った二七人が統合失調症である。私の病院は山梨県で唯一、アルコール依存症の専門病棟を持ち、さらに私がアルコール依存症の人と好んでつき合ってきたので、他の医師よりアルコール関連の受け持ちは常に多い。

時期により差は出るものの、この一〇年あまりの歳月にあって、受け持ち患者さんは概ね上記のような比率に近かった。

統合失調症二七人のうち、九人は恐らくここ数か月で退院できるであろう。それは親が健在であったり、配偶者が待っているからである。一五人は一〇年以上の入院であり、そのうち一一人は二〇年から四〇年を同じ病院で過ごしている。書類上は途中で一時退院をしているが、それは脳梗塞や肺炎で一時的に内科などへ転院をしていただけで、実質は入院が継続されている。精神科病院における高齢化は社会と同じで、長期入院の人はみな五〇歳を超えた。

長期入院の人ももちろん、昔は恋愛をした。その相手は記憶しているだろうか、この入院生活を知っているだろうかと余計なお世話かも知れないが考える。子どもを育てた経験のある人は数少ないが、存在する。ほとんどが女性だ。ただ、長期入院の人に限れば、繰り返された入退院のどこかで育児を放棄せざるを得ない状況に追い込まれている。

周囲からの強制で幼い子どもを施設に預けざるを得ず、自らは入院の身となり、そのまま音信不通となった人もいる。

子どもの幼いときに、両親のどちらかの発病をきっかけに、両親が離婚し、病気になった親が入院となる。退院の見込みが遠のいた場合、子どもが親を求めて見舞いに来続けるか否かは一様ではない。しかし、徐々に見舞いは遠のく。

長い歳月が経ち、両親のうち、病気にならず、子どもを育てた側の親が亡くなり、親族から許しを得たかのように入院中の親を数十年ぶりに訪ねてきた子どももいた。

面会は病院が断ったのではなく、家庭の親、親類がそうさせなかったのである。

子どもが病気になって長い入院生活となった場合、その親はかなりの高齢になっても面会を続ける。しかし、八〇歳を超えるときつくなる。それでも、本人を案じて、受持ち医の私宛に手紙をくれる親はいる。親が高齢となり、兄弟が代わりに面会に来るかとなると、頻度は大幅に減る。面会にまったく来ない兄弟は多い。そうなると数年間、いや一〇年以上面会者が誰も現れない入院患者になってしまう。入院が長期化すればむしろそちらが多数派である。精神科の病院のように、何十年も入院生活を送ることは、他科ではあまりない現象だから、比較は難しいだろうが、私はときどき、長期入院の人々の孤独を考える

Hさんは自衛隊で働いた経験を持つが、二五歳で発病、その後の殆どを入院生活で過ごしてきた。私のつき合った一五年間で家族も誰も面会には来なかった。七二歳になる。

Dさんは二四歳で発症、ここ四〇年は合併症で内科の病院へは行ったが、家には帰っていない。七五歳。肺気腫で命を落としかけ、それを機会にタバコを一切やめ、私たちを驚かせた。優しい姪が面会に来る。

私のつき合っている長期入院の人の面会を思い出すと、面会の少なさ、多さの理由に患者さんの性格や病前の行動をあげるのはあまり当たっていない気がする。むしろ、面会に来る家族の人そのものの誠実さによるようだ。そして、私が受け持った人だけを考えると、一〇年を超えて入院している人にはたとえ、家族の面会があった人でも友人の面会はこの一五年間まったくなかった。家族の面会がなかった人には一人も面会者が来なかった結果である。

見舞いに来る人の少なさ、それが現在の日本で、精神科にかかる人々の状況をよく示していると私は感ずる。

彼らに同窓会の通知が届いたという話を聞かない。もしかの話だが、彼らが学校の同窓会に参加したならば、どのような笑顔を見せるのだろうかと私は想像する。

4　外からの電話

自分が掛かり付けの病院に電話をする。受け持ちの医師に話がしたい。そう、伝えても医師が直接電話に出ることはまずないだろう。看護師が電話に出て、用件を話すと、運がよければ医師に聞いてくれ、間接的な返答がもらえるかも知れない。

入院中の本人の容態を尋ねようと、家族の立場で電話をしても医師は直接の応接はしないであろう。

日本の医師は患者からの電話に直接応答しない習慣を持っている。一つひとつの電話に応対していては時間が持たないとの感覚かも知れない。それは当たっているかも知れないが、患者からみるとひどく不便な慣習である。医師以外の職業を考えると、医師の特権意識ではないかと思う。私も家族が入院すると、同じ経験をする。ところが、私が医師であると相手が理解した途端に——例外はあるが——直接受け持ちの医師と話が出来るようになる。便利と思いながらも釈然としない。

例外があり、私の経験ではそれが精神科の医師である。私が勤務したのは研修医の時代をのぞくと、一つの例外を除き、医師が直接、外部からの電話に出る習慣を持っていた。

例外の病院は、私が東京で勤務した病院で外部からの問い合わせはケースワーカーと決まり、一切の問い合わせはケースワーカーが仲介であった。家族との話し合いも退院の取り決めもケースワーカーの了承なしには行えなかった。私には不便な制度であったが、経営者は「医者は信用しない。ケースワーカーが信用できる」との強い意志を持ち、これは経営戦略上、外れてはいなかった。医師というのは一匹おおかみ的に病院の方針や経営内容に無頓着に動く存在であることを経営者は熟知していたからだ。実際、病院で医師は労働時間が長いときもあるが、概して最も気まぐれな存在である。

すなわち、医師の管理の仕方で外部からの電話を取り次ぐかが決まっている。

私が最初に常勤医として勤務した福島県の病院ではすでに、医師が直接電話に出る習慣であった。気をきかせて、電話を取り次がず、伝言のみを伝える事務員もいたが、例外であった。

現在、私が勤務する病院ではかなり頻繁に電話が来る。外来の予約日を忘れた。今度いくときに野菜を持って行きたい。眠れないがどうしたらよいか。死にたくなるとどうしたらよいか。酒が止まらないからすぐに入院をさせてほしい……。

次々にくる電話に応対していると確かに時間が中途半端に途切れ、思考がまとまらなくなるが、それでも殆どの電話には出るようにしている。それは仕事の一端と思う。

外からの電話を機械的に遮断するのは医師の特権意識であると思う。

そしてここでも考える。私が電話に応対するのは、外来患者さんであり、その家族であり、入院してそう日が経っていない人、あるいは退院の見込みのある人の家族である。一〇年を超える入院患者さんの家族からの電話はまず来ない。昔のひとは医師に電話をする習慣自体を記憶していないのかも知れない。そういう時代があったのだ。となれば、医師・患者・家族の交流からみると精神科だけは進歩を遂げたことになる。

5　お薬と先生

「お薬をきちんと飲みなさいよ」「先生の言うことをよくきいて」とこんな会話がどこかの診察室から聞こえてくる。私には馴染みにくい慣習である。薬に敬語は要らないだろう。私自身は「お薬」と語った経験を持たない。「薬」で十分である。

薬に敬語を使用するのは、自らが処方する薬の信用度を高めたい欲求と処方の権限を独占している現実を示したいからであろう。そうでもしないと服薬が守られないとの医師の側の不安も見て取れよう。統合失調症の人が薬を飲みたがらないというのは誤解のひとつで、実際にはそろそろ不必要と思われる薬の減薬にも非常に不安がり、強く異を唱える人の方が圧倒的に多い。薬を忘れてしまう、不必要と考える人はむしろ少ないのである。そして、外来には実にきちんと通院し、規則を守る。

中井久夫は、精神科においても服薬は患者の権利であって義務ではないとの趣旨を述べたことがあった。それは遙かな地平線を見ての提言であったかも知れないが、私は忘れないように務め、ときに患者にその言葉を伝えることがあった。そうすると頷く人がいく人もいた。

私が医師になって困惑する事態のひとつは、「先生」と呼ばれる機会の増えたことである。中学、高校からの友人はもちろん私を「先生」と呼んだりはしない。医学部時代の友人も私の性格を知ってか変わらず、「さん」で呼んでくれる人が多い。ところが、医師になってからの知り合いは先生と呼ぶ人が多い。医師同士の習慣で「先生」と呼び合うのも嫌だが、患者に対し、自分を「先生」と呼ぶのは薬と同じ権威付けであろう。私は患者さんに自分から「先生」と名乗ったことはない。

患者さんとの会話で「私の言うことを少しは聞いたらどうなの」と軽口を叩くことはあるが、「先生のことを聞いて」と喋った経験はない。主治医という表現も一方向的な響きを感じ、好きになれない。せめて（一時的な）担当医の方がよい。

ただ、言葉は生きている。病院では年に五、六回であるが、ダンスパーティーやコンサートが催される。夕食のあと、病棟のホールを照明器具やシャンデリアで飾り付ける。バンドを呼ぶこともある。司会者は外来通院中の人である。そんな人が下手なダンスや芸を披露する私を「俺の主治医だ。マサオさん！」と紹介してくれるときは後ろから励まされる感触があり、本当に嬉しい。

私が多少の喜びと安堵感とともに味わう、現在の勤務先の雰囲気を伝えるために、別の一人の患者さんが読んだ川柳を紹介する。

妄想の一歩手前でバスを降り
妄想の種も尽きたり柿熟す
大きめの被害妄想柿実る
一言が言えず溜まった鍋の底

お喋りな私を包む薬包紙

追記：本章で紹介した、総合病院が持つ精神科への偏見は、その後、大幅に改善した。幸いなことである。
当院の閉鎖病棟のテラスはその後、廃止に近く、外部との接触は断たれた。

第7章
アルコール医療の教え

1. アルコール病棟の成り立ち、男と女

精神科医療のなかでもアルコール依存症はやや特別な位置に属し、他の分野では得がたい教訓をもらう。なにがそれほど違うのだろうか。

私の勤務する病院には敷地内の独立した建物として、二階建てのアルコールセンターがあり、開放病棟である。夜の七時になると病棟の入り口は施錠されるが、病室の窓は内側から開閉できるので、患者さんはいつでもそこからは外へ出られる。実際に他の人が寝静まった夜に出かけて近所から酒を買ってくる人もいる。

一階には四つの病室と二つの保護室、そして看護室の隣に観察室がひとつ設けてある。看護室は一階にしかない。入院して日の浅い人は一階で過ごし、入院生活に慣れるに従い二階に上がっ

てゆく。二階には四つの病室とミーティングを行う会議室がある。

この建物で多いときは三〇人を超える人が、概ね二〇人前後がともに暮らす。私がこの病院に勤務し始めた一五年前は、女性はせいぜい二、三人の入院であったが、現在は男女比が二〜四対一にまで女性が増え、一階の二部屋を当てることもある。

アルコール病棟にとって男女問題は常に悩ましく、入院を機会に男女交際が始まることも多い。そうなると当然?、監護者の目の届きにくい二階の病室が利用される機会が多いはずだが、現実にはそうでもなく、一階の女性部屋のベッドに男性が入り込んで発見されたケースもそれなりにある。しかし、それで強制退院にはしないのが、私の病院の誇りである。そして、一階で一緒になったり、二階で一緒になったりが、男女関係を考える機会だという認識と余裕が医師にも看護者にも欲しいと私は願う。

女性は入院している期間全てを一階で過ごさねばならず、「看護室から見張られている」不満が届く。女性に限らず、酒が抜けて少しでも元気になれば、看護者がそばに存在することがかえって煩わしい、自分たちは自由独立した集団でありたいと考える。

入院中に知り合った男女がつき合うケースは非常に多い。一年間を通せば、必ず数組はあるだろう。離婚歴のある男性と未婚女性の組み合わせが多い。入院中に知り合ったカップルで断酒の続くケースは極めて稀であり、二人とも飲酒に戻る。例外はこの一五年で一組を知るのみである。

入院中に交際を始める人は二人とも断酒意欲の薄い場合が殆どであり、そもそも飲酒を完全に諦める前に、恋に溺れてしまうのだから、断酒は難しくなる。また、恋をしたから酒がとまると考えるのは甘く、恋愛の過程で飲酒欲求が湧けばそれに負けてしまう。「アルコール依存の人が、趣味を持てば酒が止まる」の誤解と同じ線上であり、趣味を持ったから飲酒が止まるのではない。

日本のアルコール専門病棟では、よほど施設規模が大きければ、男女それぞれ別の病棟を作る余裕があるが、多くの民間病院では一つの女性病棟を作るほどには女性アルコホリックは入院してこない。従って、多くのアルコール専門病棟は男性に限られ、女性はアルコール病棟ではない、別の、統合失調症の人が多い病棟に入院してもらい、プログラムのときだけ、顔を合わせる仕組みを取る病院が多い。

私の病院は以上を承知の上、敢えて、男女混合を守り続けている。恋愛を優先してしまう人は常にいる。それを物理的に排除するのは、男女別学と同じ作用しか持たないであろうから。

この二〇人ほどが、毎日、アルコール依存症、病気の家族に及ぼす影響、アルコールと身体疾患、回復の仕方などについての講義を受け、ビデオを鑑賞し、散歩をしたりして過ごす。日本のアルコール病棟の多くは三か月でプログラムが一巡するように組まれている。アルコールセンターはそこに入院している人が「回復プログラム」を修了すれば原則として全員退院する。認知症が合併し、他の病棟へ移って行かざるを得ない人は出てくるが、ある期間を経ると全員がいなくなる原則である。勉強と遊びを兼ねた、遅れてきた合宿生活、予備校の様な雰囲気となるにはこのような理由がある。

そのときの入院患者さんの人柄が大きな影響を及ぼすのだが、夜になれば、ホールでお茶とお菓子の宴会が開かれ、大きな声で賑わっている。看護者がお茶に呼ばれることもある。ホールの片隅にガスコンロと冷蔵庫があり、消灯時間までは自由に使用できる。

☆　☆　☆

昭和三〇年代に、国立久里浜病院（当時）で開放病棟方式のアルコール治療を始めたなだいなだは、開放病棟の中でいかに飲まずに過ごすかの経験の大切さを実践し、それまで閉鎖病棟に閉じ込めがちであったアルコール医療を大きく転換させた。

『アルコール中毒——社会的人間としての病気』（原著は一九六六年、改訂版が一九八一年）は病気について患者と医療者がじっくりゆっくり、こんにゃく問答の如きに話し合う意味、回復は入院で終わらず終生続くこと、家族が被害者から立ち直る意味をなどを考えた名著で、アルコール依存症の人とその家族、医療者を人間として描ききり、発刊後四五年が経ち、なお色あせない。

なだいなだは、「入院の三か月方式」は次々にやってくる患者を滞留させないための偶然の設定であったと書き残している。その後、開放病棟と三か月の勉強を中心とする久里浜方式は全国に広がり、殆どのアルコール専門病棟がこの方式を採用するに至った。

なかには入院した日に丁度三か月後の退院日を設定し、かたくなに守る、医療保護入院（本人が入院に同意せず、家族の意思による強制入院）を一切認めないなど硬直した考えも出現したが、三か月がアルコールから身を洗うには適切な期間として何とはなしに認知されて今日に至る。

日本にはアルコール依存を専門に診る病棟が四〇ほどあるが、徐々に減っている。その理由に外来診療の発達をあげる意見が強く、たしかにそれもあるが、日本人が合宿のような共同生活に違和感を持つようになってきた変化があると私は思う。

第4章で述べたように長期入院を余儀なくされている統合失調症の人を対象とする病院主催のキャンプが減り、泊まり込みのレクリエーションが減った歴史の変化があり、それは精神科病院に限った事情ではなく、世間全体に少しの知り合い同士が寝起きをともにする習慣がなくなってきているのではないだろうか。アルコール病棟の生活は、入院直後の体のしんどさを過ぎれば、肉体的にはいつでも退院で来るのに、あえて「勉強」「回復の練習」と称して集団生活を続けるのであるから、昔風の精神科病院の名残なのである。

三か月もの入院を許可する企業も減った。大企業、公務員を除けば、それほど長期間社員を休ませてはおけない。従って、入院しても集団生活の良さを味わう前に退院してしまう。患者さんの多くが一か月で退院すると、よほど効率よく次の入院を迎えられれば別だが、通常は空きベッドの期間が増える。そうすれば経営的に苦しい。精神科は概ね一つの病棟に四〇人くらいは患者さんが入院して採算が取れる仕組みである。私の病院のアルコール病棟のように二〇人の患者さんしかいなくとも、夜勤の看護者は必要だから、人件費の点からも病院は苦しむ。事実、アルコール病棟の運営は苦しいが、地域に知られた施設であり、やりがいのある仕事であるので続けている側面がある。

三か月の入院が難しい人は多く、一律な必要性も疑わしいと私は思っている。ただ、入院するときはせめて一か月の入院を勧めている。なぜならば、短い入院は、アルコール依存症を軽く見なす錯覚を誘発するからである。ほかの入院患者さんを短い期間だけ見て、自分はそこまで落ちぶれていないと考え、あるいはなんだこんなに何回も入院してだらしない――と自分の病気を甘く見てしまう。そんな人は退院してすぐに飲酒をしたり、間を空けずに再び入院してくる。

嫌々入院してきた人が、一か月もすると、事態の深刻さを感ずるようになる。そしてみずから三か月入院したいと言い出す。このような人は退院しても断酒が続く可能性が高まる。自分がアルコール依存症の人々のどの辺に位置するかを理解するからである。

三か月入院していると、「こんな病院に二度と来るか」と豪語して見送られた人がすぐに帰ってくる光景、大丈夫と思っていた人が、酔って交通事故で亡くなる報せを聞く。

五〇歳までは働いていたが、その後生活保護を受け、入院してくると毎晩のようにインスタントラーメンを作り、その直後に苦笑いを浮かべ、申し訳なさそうに「お腹が痛い」と胃薬を求めて、愛されていた人がいた。十数回目に退院をし、昼間は元気に病棟に遊びに来ていたが、同じ日の夜の雨に、酔って浅い川に落ち、そのまま亡くなった。昨日の友が今日は死ぬ、おなじ釜の飯を食った人間があっさりと死んでゆくことを実感する。

アルコール病棟にはここ二〇年の入院者名簿が保存され、たまにそれを眺める。断酒している人、亡くなった人、一人ひとりの入院中の姿を思い起こす。一年に二〇〇人ほどが入院するが、その半数ほどは二回目以上の入院であり、つまり一回の入院では酒が止まらなかった人々である。二十数回の入院歴の人もいる。

初めての入院の人は先輩から「一度や二度の入院では治らない」と脅されることがあるが、それは自分が一、二回の入院で気がつかなかったことの告白に過ぎず、一回の入院で見事に断酒している人は着実に存在する。

私の病院では入院中に亡くなる人はいない。内科疾患の増悪で救急病院へ搬送した例はあるが、年に数回もない。ところが、退院をして、外来通院中、あるいは外来も途絶えてから、新聞などでその死を知る人を含めると、一年に二〇人ほどが死亡する。統合失調症より遙かに高い死亡率である。自宅で血を吐いた、道路で転んだ、川に落ちたと、殆どが突然死であり、九九パーセントが飲酒をして亡くなっている。

2　入院中の飲酒

入院中に飲酒をしてしまうことを「院内飲酒」と呼ぶ。アルコール病棟に入院までしてなぜ飲酒をするのかと思う人もいるだろうが、まあ、多いときには毎週のようにある。一人の人が繰り返すときもあれば、数人が連鎖反応のように飲酒するときもある。開放病棟であり、近くのコンビニには酒が置いてあるのだから、物理的に防ぐことは出来ない。

これが発覚すると、日本の多くのアルコール専門病棟ではしばらく外出禁止にしたり、保護室に入れられる。二回院内飲酒をすると退院と決めている施設もある。院内飲酒にも軽重があり、酒類を病棟に持ち込むと、強制退院となる病院が多い。飲酒に対する「確信犯」と見なされ、病院の外で真剣に酒を止める気になるまで「出直して来い」という意味でもある。

顔がすっかり紅潮し、酒臭がつよくても「飲んでいません」と譲らない人がいる。女性アルコホリックにはこの手の否認が多く、私の女性観に響いている。院内飲酒は決して男の専売ではない。そして退院してから亡くなってしまったひとにも女性は数多い。この一五年で三〇代から四〇代の女性一五人以上が亡くなった。

本人が否定しても病棟の管理上、そして本人が否定してもこちらは分かっているのですよという事実を伝えるためにも、一人部屋に入ってもらう。昔は即保護室で施錠をしていたが、現在は観察室で休んでもらう機会も多い。「罰」との印象をなるべく避けたい。飲酒をして興奮が強ければ鍵のかかる保護室となる。そして、さっきまで飲酒を否定していた人があっさり入っていくことが多い。自分ではもちろん分かっていたのだから驚くことではない。

私の病院では院内飲酒に対し一律の対応はしないが、あまりに繰り返す人には閉鎖病棟に移ってもらうケースはある。むしろ飲酒以外であまりにほかの患者さんを怖がらせたりするので、退院してもらうケースはある。

飲酒がかなり疑われてもしばらく様子をみることもある。同じ部屋の人は気がついているだろう。「あの人、飲んでいます」と教えてくれる人もいる。「あいつはちくった」と嫌がらせを受けないようにそっと教えてくれる。アルコール依存症の人は仲間意識も強いが、必要と判断すれば、仲間のルール違反を伝えてくれる。

「あいつは毎晩セブンイレブンで酒買ってるんだよ」と教えてくれる人も出てくる。世のなかのアル中にはこんな人もいるのだとの経験と思えば、本人にとっても医療者にとっても後に生きてくる社会勉強である。

飲酒は本人が知っているのであり、私たちにそれを気がつく義務はなく、義務があるとすれば、他の患者に迷惑がかかるなどの病棟管理上の問題だけである。あとは本人が知っていればよい、それが基本的な態度である。

3　徒党を組む・贈り物を届ける

天気がよく、午後から病棟のレクリエーションで近くに散歩に出かける予定の日であった。担当の看護師が参加を募ると希望者が出てこない、誰もが体調不良を理由に不参加を表明した。病棟は「おかしいなあ、やる気がなくて変だ」と思ったが、仕方なく、その散歩は中止になった。夕方になると、理由が分かった。担当看護者の日頃の態度に腹を立てた患者たちが集団でボイコットを決め、実行したのだった。もちろん、患者さんがひっそり教えてくれたわけだが、夜の病棟はこの話題で賑わった。

この話を面白いと思うか否か、そこでアルコール医療の好き嫌いは決まるだろう。私は断然

「面白い」派である。アルコールの人とつき合うにはときに駆け引きが必要となる。

看護者の対応が気にくわないと、一部の患者さんがやってきて苦情を訴える。「院長と話をしたいから呼べ」と要求する人も現れる。ある看護師の対応がおかしいと患者さん全員の署名を携えて抗議もあった。

断酒会やAA（Alcoholics Anonymous（註））は独りでの断酒継続が難しい事実を十二分に知らせて来たのだが、その背景には彼らが徒党を組むのを得意とする事実があったと私は思う。私にとって彼らが徒党を組むのに否定的意味は感じず、むしろ人間らしさを伝えてくれる風景である。

退院した人が外来の待ち時間に病棟に寄り、ケーキを持って来る。退院して十年経ち、病院とはまったく縁が切れているのだが、夏になると家で収穫した桃一箱を持って来る。看護者の（女性スタッフに限るのだが）誕生日を知り、贈り物を持って来る人もいる。あるとき、三か月の入院を利用して（？）女性ナースの姓だけではなく、フルネームを全て記憶して退院していった人がいた。残念ながら、一人のナースは例外であった。彼はその後も無事に断酒を続けている。

お気に入りのナースが夜勤と知り（仲間内の連絡ですぐに分かる）、電話をかけてくる。「元気かい。俺だよ。飲んじゃいんよ（いないよ）」と甲州弁で嬉しそうに報告をする。しばらくアルコールセンターを離れていたナースが再び戻ったと知り、早速挨拶にやってきた人もいた。「飲みたくて、どうしよう」との電話も来る。

この間、入退院を繰り返すある人が、「あまりに迷惑をかけて申し訳ない」と看護の休憩室用に電子レンジを届けに来たときにはさすがに驚いた。丁寧に断ったが、治りの悪い自分を申し訳ないと考え、お詫びの品を届けるのはやはりアルコール依存症の人以外には考えにくい。

アルコール依存症は性格の問題ではない、病気なのだと――アルコール依存症の教育を受ける人はくどいほどこの言葉を聞かされる。だが、と私はおもう。確かに病気だろうが、本人の微妙な努力が試され続ける病気であり、不甲斐なさを周囲に謝りたくなる病気でもあるのだ。

病人と呼ばれてはいるだろうが、ここまで語って来たような人間関係の絡みと綾を観察し、「なかなかやるなあ」と感じるか否かがまた別れ道なのだが、私は楽しいと感じてきた。ここに紹介した賑やかなエピソードは世の中の男女関係を反映していると思う。私が女性の医師であれば違った感想を持つであろうが、アルコールセンターはそれだけ、世の中らしさを残した病棟なのである。

（註）ＡＡ（アルコホーリクス・アノニマス：Alcoholics Anonymous）とは字義通りに訳せば、無名（匿名）のアルコール依存症者の意味である。一九三五年に米国で始まったアルコール依存症者の自助グループであり、その教えと伝統に基づき、世界一五〇カ国以上で日々のミーティングが開かれている。

4　説教と約束の責任

本人の飲んだ状態を身近に見ている周囲は「酒を少しは控えたらどうか」「量を弁えて飲みなさい」という。「分かった。控えるよ」

現実はそういかず、事態が進行し、あるいは医師の説明でそのような「節酒」が不可能と知ると、今度は「酒をやめたらどうか」「今度飲んだら会社は首です」「今度飲んだら離婚です」という。

「分かった。今度こそ分かった。もう絶対飲まない。約束する」

この種の会話が繰り返されるようになれば、もう立派なアルコール家族である。

ここで二つの問題を考慮する必要がある。約束をさせる側の責任と脅し・説教の意味である。約束とは実行されて意味あるものとなる。「こんど飲んだら離婚」といって、飲んでも離婚されなければ、それは約束ではなく脅しであったことになる。脅しが繰り返されれば、人間は脅しから逃れようと、その場限りの決心を表明する。本人の決意もあるが、そういわないと周囲の説教から解放されない事情もある。それが上に述べた「絶対やめる」の返答である。だが、それは強制された決意であるから、もともと崩れやすい。説教や脅しによって行動を変化させた人はもろい。説教をして、相手が聞き入れなかった場合、説教をした側にも責任が残る。相手を説得出来なかった事実は一方的なものではない。

本人が充分に納得しての断酒開始ではないから、どこかで崩れる。結果として「酒をやめなかった人」と見なされてしまう。周囲は出発点そのものに無理があったことにあまり気がつかない。断酒にしても、恋愛にしても大人同士の約束とはそれを仕掛けた方にも責任があるのだ。一方的に説得が成功したつもりになって、あとで「裏切られた」と嘆くのは自らの説得が失敗であったと事実を否認しているに過ぎない。

幻聴に対し、「もう絶対に聞こえない」と宣言することはないだろう。だが、飲酒については人間はつい、宣言をしたくなる。

人は誓いを立てる自由を持つが、人の誓いを当てにしてはならない。ことアルコール依存症についていえば、「分かった、酒をやめる」という誓いは当てにならない。「これだけの期間、酒をやめた」という実績のみである。言葉は何とでもなる。

アルコール依存症の人はいくらでも嘘をつく。実際には毎日飲酒をしていても週に二日と言うだろうし、毎日焼酎一瓶を空けていても、一週間に一瓶というだろう。院内飲酒についても「嘘」は同じ理由だ。だが、「飲んだ」と正直に言えば、非難が飛んでくると分かっている場合に正直であれと言うのは言わせる方に無理があると私は考える。人は正直が得と考えなければ正直にはならない。

統合失調症の人は嘘をつくのが概して非常に苦手である。元々、相手を騙そうという衝動から自由であることが多い。その看護に慣れてきた日本の看護職は嘘をつく患者を敬遠する傾向が強い。患者に嘘をつかれると、自分が馬鹿にされていると感じてしまう。

だが、大体、嘘をつけない人間は卑弱なのであり、この世は嘘に満ちている。嘘をつかせる側の無理に気がつかねばならない。その自覚のない人々が嘘を嫌い、蔑み、嘘のない世界を理想化してしまう。

5　一〇〇%の被害者はない

酒を飲んで、失禁すればあらあらと言って介抱する。二日酔いであれば勤務先に電話をかけて「具合が悪いので今日は休ませていただきます」と肩代わりの連絡役になる。飲酒運転で捕まりかけた息子の代わりに「自分が運転をしていました」と主張する親もいる（これは大体母親だ）。そして、アルコール依存症の妻たちは「自分はなにも悪いことをしていない。尽くしこそすれ、夫を飲酒に追いやるような仕打ちはしてこなかった」と主張するだろう。

だが、一人のアルコール症者が誕生するまでは本人の勝手として、長続きをするには必ず、周囲の〈協力〉が必要なのである。イネイブラー（enabler）とは、アルコール依存症において、病者の飲酒を可能ならしめてきた人、実質的に飲酒を援助してきた人を言う。それは家族かも知れないし、診断を言わずに（出来ずに）「少し酒を控えなさい」と適当に接してきた医師かも知れない。

その人たちは善意であっただろうが、結果として本人の飲酒を止めるどころか、助けてきてしまった。だから、冷たい響きではあるが、イネイブラーなのである。

アルコール依存症の妻たちはしばしば、自分たちが一〇〇%の被害者であると信じて登場する。親子関係であれば、一〇〇対〇の関係――それはもはや関係とは言えないかも知れない――があるだろうが、大人同士としてある期間を過ごした共同生活相手との間に一〇〇対〇という関係は成立しようがないのである。極論と思われるかも知れないが、アルコール依存症の人とその家族を見ているとそう感ずる。

自分を完全なる被害者と思っていれば、人間関係自体が成り立たないし、関係は改善しない。完全な被害者が完全な加害者に断酒を要求する、懇願するという要求型、あるいはおねだり型の断酒「要求」はそこの無理解に基づいている。

痴漢の被害者は一〇〇%被害者である。なぜなら、そこにもともと人間関係は存在していなかったからである。

イネイブラーをはじめとする家族と病気の関係についての考えはほとんどが男性アルコホリックを元にしている。その数が多かったからである。約束はさせた方にも責任があると私は言ったが、約束をさせて相手が守らなくとも、投げ出さず、じっと耐えたのも妻(とその立場)であった。

夫対妻の関係は医療に結びついてからも、入院してからも続く。妻に酔ってだらしない姿を長年さらしてきた夫が入院すると、文句も言わず洗濯物を運ぶ妻、一か月も経たずに迎えに来る妻、夫の飲酒が止まらないと知りつつ、世話をやく妻。アルコールの夫を捨て切れない妻は経済事由も大きいが、それだけではなく精神的な依存もある。

しかし、妻がアルコール依存症の家族の風景はかなり異なり、世話焼きどころか放置された妻も存在する。「こいつのやる気がないだけですよ」と言い放つ夫。酔った妻を殴る、蹴る夫は少なくない。アルコール依存症の本人と家族の差よりも、病気の当事者であるか否かにかかわらず、妻と夫の差の方を深く感ずるときは多い。

幸いに優しい夫の姿も見てきたので、日本の夫への絶望は私には訪れなかったが、それでもアルコール依存症はいつも家族の物語であり、日本の男女関係を伝えてくれる、ときに悲しい鏡であった。

6　親切は救いか

日本の医療、特に看護は病める人に親切であろうとしてきた。痒いところに自ずと手が届き、気が利くのが仕事の一部であった。相手が痛そうな表情をしていればうなる前に聞きに行く。階段を落ちそうにしていれば、駆けつけて心配をする。看護の幾分かはそのような自発的な親切を基盤とする。医師と異なり、看護婦（ここでは敢えて女性看護師を考える）の仕事への動機は倫理的なものであったろうと推測するからでもある。

だが、看護側からのこのような対応は、自らの親切に対し、相手からの感謝を期待する姿勢につながり、さらに言えば感謝に感じやすい患者という、一つの強要であった。

裏を返せば相手の子ども帰りを促進してきた。日本の病院で看護者の言葉遣いがいつもなだめ口調であり、こちらがいくら年上であっても子どものように話しかけられた経験を持つ人は殆どであろう。入院をすれば常に少しばかり幼児のように振る舞わねば看護者からは病人らしくない、可愛げがないと見なされてしまうのが日本の大方の患者の悲喜劇であった。

アルコール依存症の人は子ども扱いを嫌う。看護者よりも年齢が上であったり、社会経験が豊富な人もいるのだから、看護者に説教をしたくなる人も出てくる。アルコール依存症の人に親切にすれば酒を止める気になると考えるのは誤解のひとつである。これはアルコール医療に関わる医師のみならず、看護職にとっておおきな躓きでもあった。医療とはそもそも人に親切に接することをよしとしてきた歴史がある。親切にすればひとは好意を持つか。こちらの説得に耳を貸すか。だが、アルコールではその経験が通じなかった。

親切は頼まれたときだけにするものである。お節介家族と看護は困るのだ。人は親切にされると自分の事態の深刻さに気がつくか。なかなかそうはいかない。アルコール依存症は自分の状態の深刻さに気がつかねば何事も始まらない病気である。

7　生きる人、死ぬ人

アルコールの医者を長くしていると、目の前で会話する人の酒が近いうちに止まるか否か少しは想像力が働くようになる。「当分は無理かな」と予想が当たり、亡くなってしまう例は残念だが毎年ある。だが、意外な回復もあった。入院中から飲酒を繰り返し、「大丈夫」と豪語していた人が、何回目かの入院を契機にすっと酒を止めてゆく。不思議な光景に出会ったような感覚であり、それはアルコール医療に携わるものの楽しみである。

その人は四十歳を過ぎて初めて入院した。退院後は糖尿病と闘いながら、運転手をして断酒会にも行っていた。入院中に知り合った女性が飲酒をして外来に来ると、横に座り、口出しをせずに「自分で考えな」と友人として立派な対応であった。五年も断酒した。その彼がふとしたときに飲み始め、それから数年の間に入退院を繰り返すようになり、「俺の寿命はそんなに長くないと思うけど、まだ一〇年は生きるさ。大丈夫、酒は止めます」といっていた。そして、数週間も経たずに訃報が届いた。

一人のアルコホリックはなぜ生き抜き、もうひとりは死んでゆくのか。理由ははっきりしている。飲み続けた人は死んでいる。六〇代までを見れば、亡くなった全員が飲酒をしてそのままか、数日を経過して亡くなっている。飲酒しながら生き延びている人もいるが、それは生きる可能性の少ない道を走り続けているだけだ。

では、なぜ、ある人はきっぱりと酒をやめ、もう一人のアルコホリックは飲み続けるのか。ここまで来ると道は急に迷路に入る。飲酒を止めた理由もいろいろある、妻の一言であったり、孫の可愛さであったり、だが、それらは同じ環境にありながら飲酒を続けた人も大勢いるので、たまたま断酒をした人がそのきっかけを選んだというように過ぎない。

周囲から同じ忠告を受け、同じ事実を目の当たりにして、酒の止まる人とそうでない人がいる。やる気がなかったのか。気がつくのが遅かったのか。病気を甘く見たのか。一つの理由でないだろうが、分からないことの方が多い。

見た目には酒を止めたがっている人でなかなか止まらない人も多い。そのような人はしばらくは止まるが、一年に一度とかのペースで入院を繰り返す。止まらない理由は比較的はっきりしている。飲酒した理由を見つけるからである。

「職場でいらいらした」「妻が不機嫌だった」「つい誘われた」

飲酒をする理由がいくらでも出てくるのであって、理由（言い訳といった方が正確なのだが）探しをしている間はまず飲酒は止まらない。結局、飲酒を自分の問題として捉えきれない人は危うい。

では、なぜ、ある人は飲酒を自分の問題として捉えきれずに死んでゆくのか。その複雑さは私にはずっと謎である。

8　回復の物語――病気はいつまで続くのか

「あのとき、先生に自助グループを勧められなかったら、とっくに死んでいる」「三回目の入院で親しかった人が飲んで死んだと聞いた。それで目覚めた」「入院したらもっとひどいアル中がいた。こんな人に負けてなるものかと思った」

断酒会でもAAでも年に数回セミナーを開き、私も出席する。そこで、入院中に私に罵倒されて頭に来たと言われることがあるが、残念ながらこちらの記憶はおぼろげだ。親子でもそうだが、人は自らが語ったことよりも、言われて悔しかったこと、嬉しかったことの方をはるかによく記

土地の記憶に対峙する文学の力
又吉栄喜をどう読むか

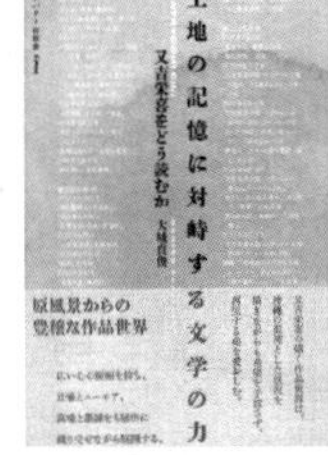

大城貞俊 著　四六判並製 307 頁 2300 円＋税
23 年 11 月刊　ISBN 978-4-7554-0341-5

又吉栄喜の描く作品世界は、沖縄の混沌とした状況を描きながらも希望を手放さず、再生する命を愛おしむ。広い心の振幅を持ち、比喩とユーモア、寓喩と諧謔をも随所に織り交ぜながら展開する。

琉球をめぐる十九世紀国際関係史
ペリー来航・米琉コンパクト、琉球処分・分島改約交渉

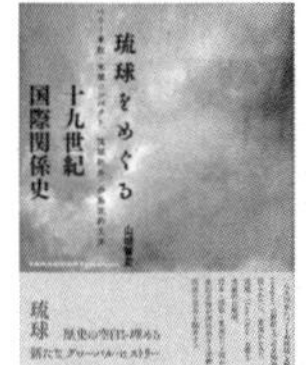

山城智史 著　A5 判上製 351 頁 3000 円＋税
24 年 2 月刊　ISBN 978-4-7554-0344-6

一八五四年にペリーが琉球と締結した compact の締結までの交渉過程を明らかにし、米国からみた琉球＝「Lew Chew」の姿を実証的に解明。日本・清朝・米国の三ヶ国が抱える条約交渉が琉球処分と連動し、琉球の運命を翻弄する。

3・11 後を生き抜く力声を持て
増補新版

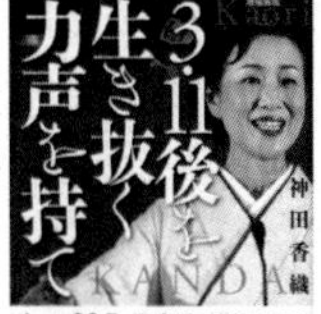

神田香織 著　四六判上製 311 頁 2000 円＋税
23 年 11 月刊　ISBN 978-4-7554-0342-2

世の中はあきれ果てることばかり。でも、あきれ果ててもあきらめない。つぶやきを声に、声を行動に移しましょう。訴えは明るく楽しくしつっこく。神田香織が指南します。増補『はだしのゲン』削除にもの申す」

摂食障害とアルコール依存症を孤独・自傷から見る

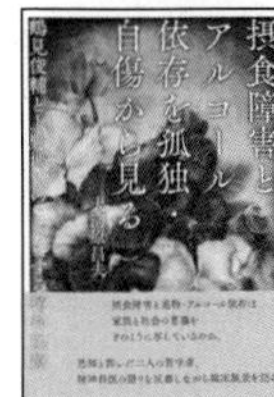

鶴見俊輔と上野博正のこだまする精神医療

大河原昌夫 著　四六判並製 378 頁 2300 円＋税
23 年 11 月刊　ISBN 978-4-7554-0343-9

摂食障害と薬物・アルコール依存は家族と社会の葛藤をどのように写しているのか。恩師と仰いだ二人の哲学者、精神科医の語りを反芻しながら臨床風景を語る。

連合赤軍　遺族への手紙

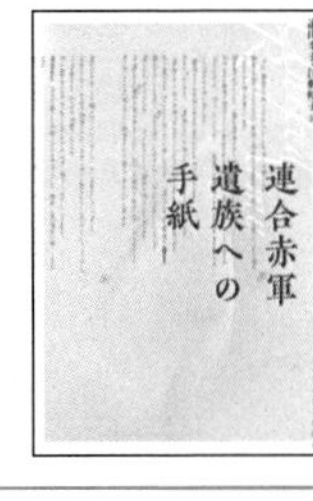

遠山幸子・江刺昭子 編　四六判並製 311 頁
2500 円＋税
24 年 8 月刊　ISBN 978-4-7554-0348-4

半世紀を経て発見された歴史的書簡集。娘を殺された母の激しい怒りに直面し被告たちは事件を見つめ直し、遺族たちに向き合う。永田洋子、森恒夫、植垣康博、吉野雅邦ら連合赤軍事件の多くの被告たちからの事件直後の肉声。

私だったかもしれない
ある赤軍派女性兵士の 25 年

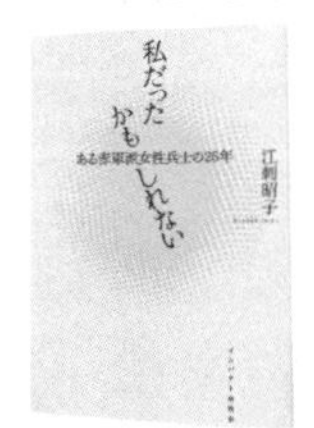

江刺昭子 著　四六判並製 313 頁　2000 円＋税
22 年 5 月刊　ISBN 978-4-7554-0319-4

1972 年 1 月、極寒の山岳ベースで総括死させられた遠山美枝子。彼女はなぜ非業の死を遂げなければならなかったのか。当時の赤軍派メンバーや、重信房子らを取材し、これまでの遠山美枝子像を書き換える。【好評２刷】

亡命市民の日本風景

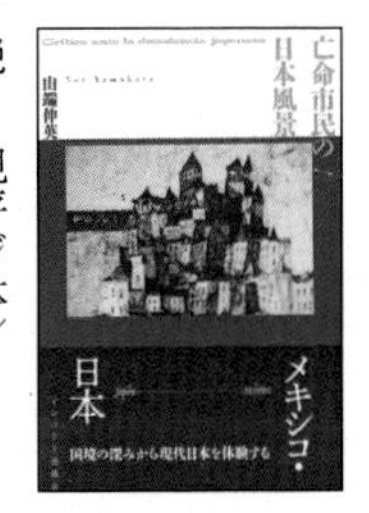

山端伸英 著　四六判並製 320 頁 2800 円＋税
24 年 3 月刊　ISBN 978-4-7554-0346-0

メキシコに暮らす著者が、国境の深みから現代日本の社会と思想を照射する。第１章　平和主義の再構築へ／第２章　日本のイメージ／第３章　国籍について／第４章　大学解体のあと／第５章　時間と空間の交差の中で／第６章　闇の音

カマル
森を歩き、言葉が紡いだ物語

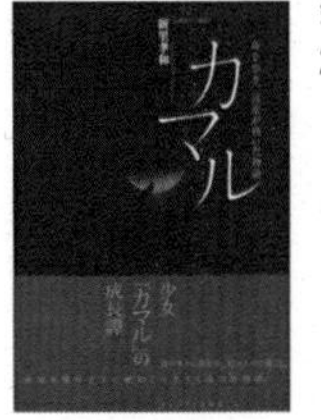

新里孝和 著　四六判上製 342 頁　1800 円＋税
24 年 10 月刊　ISBN 978-4-7554-0350-7

カマルはアラビヤ語で月を表す。かつて人々は、陰暦を用いて自然の中で生きてきた。この作品は、少女「カマル」を主人公にして、人びとのくらし繋がる自然や、森や生きとし生けるものの生や死の様を魂（まぶい）の容（かたち）に著した物語。著者は、沖縄の森林研究第一人者。

インパクト出版会
新刊案内 2024 晩秋

113-0033　東京都文京区本郷 2-5-11 服部ビル 2F
☎ 03-3818-7576　FAX03-3818-8676
E-mail : impact @ jca.apc.org
HP　https://impact-shuppankai.com/
郵便振替 00110-9-83148

2024 年 11 月 10 日号
全国書店・大学生協書籍部・ウェブ書店よりご注文できます

「いくさ世」の非戦論
ウクライナ×パレスチナ×沖縄が交差する世界

佐藤幸男［編］　A５判並製　３５１頁　２５００円＋税

戦争をしない、させない。人を殺さない、武器をとらない。戦争に対峙する精神を再考し、歴史の苦悶を「現在」の閉塞状況に接続させながら、植民地主義暴力を衝く思想を！　板垣雄三／佐藤幸男／小倉利丸／豊下楢彦／親川裕子／星野英一／松島泰勝／上地聡子／野口真広／小松寛／石珠熙

24年10月刊　ISBN 978-4-7554-0352-1

袴田さん再審判決・死刑廃止へ
年報・死刑廃止２０２４

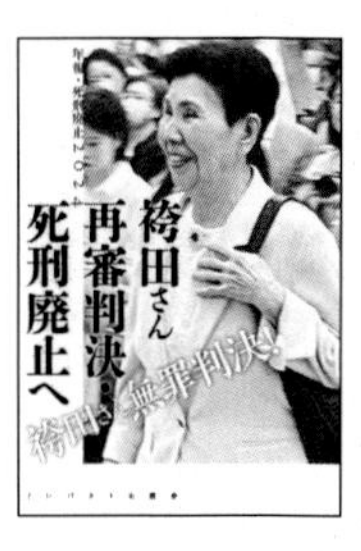

年報・死刑廃止編集委員会［編］　A５判並製　２３５頁　２３００円＋税

９月26日、静岡地裁で袴田事件再審判決公判があり、袴田巖さんは完全無罪判決を勝ち取った。無実を叫びながら48年獄に囚われ精神を病み、２０１４年に再審開始決定が出て釈放されたが検察の抗告で裁判が始まったのは昨年秋だ。袴田さんは88歳。酷すぎるこの国の再審法と死刑制度を考える。

24年10月刊　ISBN 978-4-7554-0353-8

追悼・田中美津

かけがえのない、大したことのない私

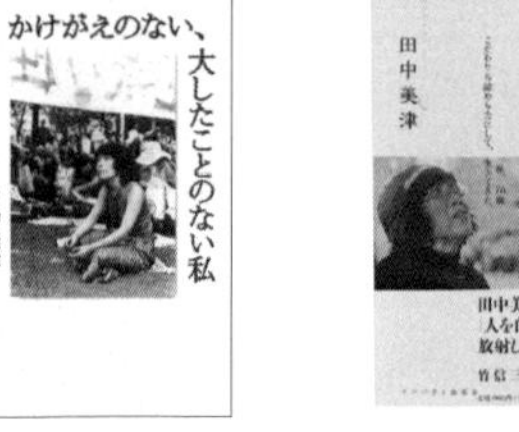

田中美津 著　24 年 5 月増刷出来【好評４刷】
四六判並製 356 頁　1800 円＋税
ISBN 978-4-7554-0158-9

名著『いのちの女たちへ』を超える田中美津の肉声ここに！
田中美津を知ると元気と勇気がわいてくる。解説・鈴城雅文

［目次］１章・火を必要とする者は、手で掴む／２章・身心快楽の道を行く／３章・花も嵐も踏み越えて／４章・馬にニンジン、人には慰め／５章・〈リブという革命〉がひらいたもの／６章・啓蒙より共感、怒りより笑い　ミューズカル〈おんなの解放〉

土地の力が生んだ珠玉の作品集

大城貞俊未発表作品集

23 年 10-11月刊　各 2000 円＋税

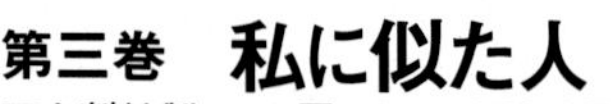

第一巻　遠い空

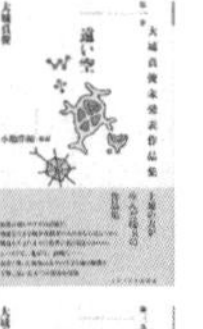

四六判並製 416 頁　ISBN 978-4-7554-0337-8
遠い空／二つの祖国／カラス（鳥）／やちひめ／十六日／北京にて
解説・小嶋洋輔

第二巻　逆愛

四六判並製 404 頁　ISBN 978-4-7554-0338-5
逆愛／オサムちゃんとトカトントン／ラブレター／樹の声／石焼き芋売りの声／父の置き土産
解説・柳井貴士

第三巻　私に似た人

四六判並製 442 頁　ISBN 978-4-7554-0339-2
私に似た人／夢のかけら／ベンチ／幸せになってはいけない／歯を抜く／東平安名岬／砂男
解説・鈴木智之

第四巻　にんげんだから

四六判並製 416 頁　ISBN 978-4-7554-0340-8
第Ⅰ部　朗読劇　にんげんだから／いのち―沖縄戦七十七年　第Ⅱ部　戯曲　山のサバニ／じんじん～椎の川から／でいご村から／海の太陽／一条の光を求めて／フィティングルーム／とびら
解説・田場裕規

明日は生きてないかもしれない……という自由

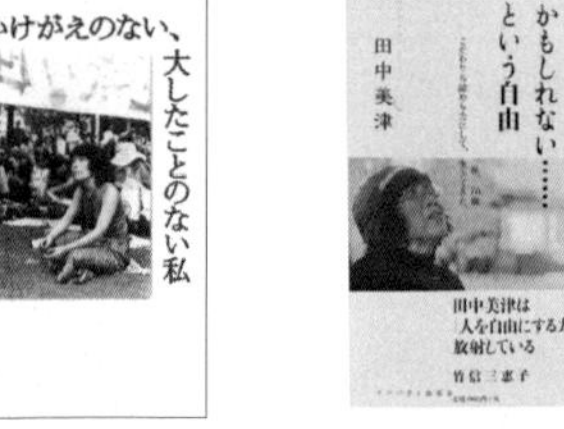

田中美津 著　四六判並製 243 頁
1800 円＋税　19 年 11 月刊
ISBN 978-4-7554-0293-7

「田中美津は〈人を自由にする力〉を放射している」（竹信三恵子）。【好評２刷】

越えられなかった海峡

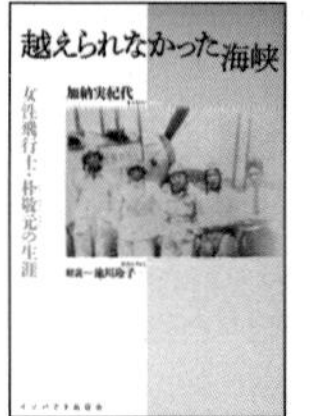

女性飛行士・朴敬元（パクキョンウォン）の生涯

加納実紀代 著 池川玲子 解説
四六判並製 326 頁 3000 円＋税
23 年 6 月刊　ISBN 978-4-7554-0334-7

1933 年 8 月伊豆半島で墜死した朝鮮人女性飛行士・朴敬元。民族・女性差別の中で自由を求め、自己実現を希求した朴敬元に想いを重ね、綿密な調査の元に彼女の生涯を描き切る。解説・池川玲子、加納実紀代年譜

Basic沖縄戦 沈黙に向き合う

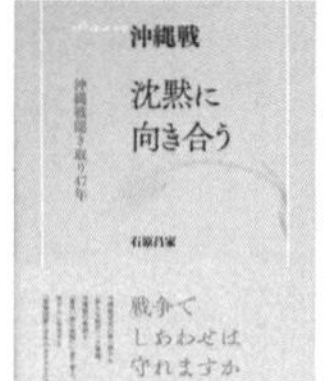

石原昌家 著　B5 判変形並製 248 頁
2800 円＋税
23 年 8 月刊　ISBN 978-4-7554-0331-6

沖縄戦の次世代への継承をテーマにした「琉球新報」連載に大幅加筆。ガマの暗闇体験、平和の礎、沖縄県平和祈念資料館、教科書問題、歴史修正主義などについて第一線の沖縄戦研究者が解き明かす書。【好評２刷】

サハラの水　正田昭作品集

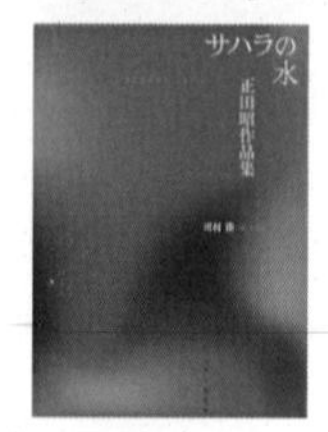

正田昭 著・川村湊 編　A5 判上製 299 頁
3000 円＋税 23 年 8 月刊
ISBN 978-4-7554-0335-4

「死刑囚の表現展」の原点！代表作「サハラの水」と全小説、執行直前の日記「夜の記録」を収載。長らく絶版だった代表作の復刊。推薦＝青木理「独房と砂漠。生と死。両極を往還して紡がれる本作は、安易な先入観を覆す孤高の文学である」。

昭和のフィルムカメラ盛衰記

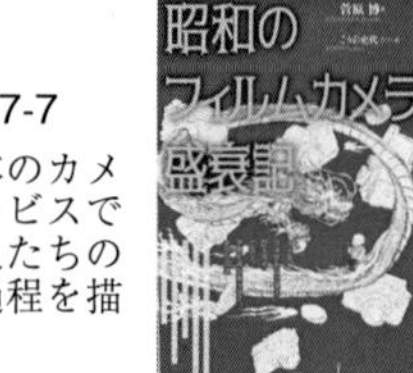

菅原博 著・こうの史代 カバー絵
B5 判並製 123 頁　2500 円＋税
24 年 3 月刊　ISBN 978-4-7554-0347-7

安いけれどすぐに故障するという日本のカメラの悪評を、精度向上とアフターサービスで克服し、カメラ大国を作り上げた先人たちの努力の一端とフィルムカメラの発展過程を描く。

レッドデータカメラズ

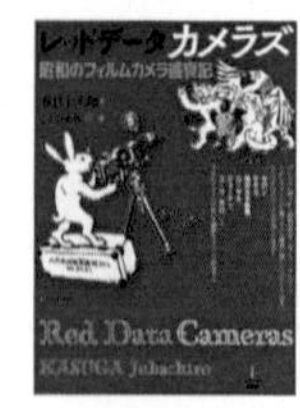

昭和のフィルムカメラ盛衰記

春日十八郎 著 こうの史代 カバー絵
B5 判並製 143 頁　2500 円＋税
22 年 7 月刊　ISBN 978-4-7554-0322-4

デジタルカメラに押されて絶滅危惧種となったフィルムカメラ。3500 台のカメラを収集した著者がタロン、サモカ、岡田光学精機、ローヤル、ビューティ、コーワ（カロ）など今は亡きカメラ会社の全機種をカラーで紹介する。

広島 爆心都市からあいだの都市へ

「ジェンダー×植民地主義交差点としてのヒロシマ」連続講座論考集
高雄きくえ 編　A5 判上製 429 頁　3000 円＋税
22 年 11 月刊　ISBN 978-4-7554-0326-2

月よわたしを唄わせて

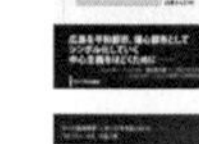

"かくれ発達障害"と共に37年を駆け抜けた「うたうたい のえ」の生と死
あする恵子　著　A5 判並製 583 頁　3500 円＋税
22 年 11 月刊　ISBN 978-4-7554-0325-5

新装改訂版 沖縄戦場の記憶と「慰安所」

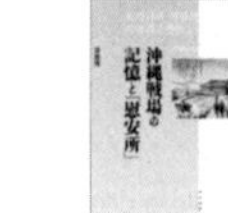

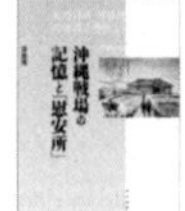

洪 玧伸 はんゆんしん 著　A5 判上製 503 頁　3800 円＋税
22 年 10 月刊　ISBN 978-4-7554-0323-1

ペルーから日本へのデカセギ30年史

Peruanos en Japón, pasado y presente

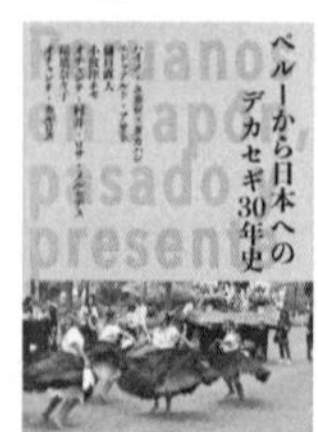

ハイメ・タカシ・タカハシ、エドゥアルド・アサト、樋口直人、小波津ホセ、オチャンテ・村井・ロサ・メルセデス、稲葉奈々子、オチャンテ・カルロス 著
A5 判並製 352 頁 3200 円＋税
24 年 2 月刊　ISBN 978-4-7554-0345-3

80 年代日本のバブル期に労働者として呼び寄せられた日系ペルー人。30 年が経過し、栃木、東海３県、静岡、沖縄など各地に根づいたペルーコミュニティの中から生まれた初のペルー移民史。スペイン語版も収録。

憶している、これも臨床経験で確信した事柄である。

断酒が続く患者さんは、上のようなきっかけを越えて、一人ひとりがその物語を作り始める。酒を止め始め、ミーティングなどで繰り返し喋っていると、「自分はこうして酒がとまった」との物語が出来、それがある意味で自分と周囲との共有財産、逸話のようになる。長かった断酒までの道のりが一つの物語になる。そして断酒は楽になり、継続が確かなものになってゆく。その物語は正確でないかも知れない。相手はそんなことを言った記憶はないというかも知れない。だが、本人にとってはそれが「回復の物語」なのである。そして、それを自分に染み込ませて回復を続ける。

回復の物語は場当たり的、かつて彼らがつかざるを得なかった嘘と、自分が納得するように積み重ねてきた物語――ときにフィクションであろうとも――の決定的な差を私に教えてくれたと思う。アルコール依存症の人々につき合った幸せには恐らく私も創作した逸話が含まれるのだろう。

☆　☆　☆

離脱症状など特別な時期を除けば、アルコール依存症の治療に薬は要らない。外来診療も要らなくなる。事実、退院して、しばらくは外来に顔を見せても数年断酒が続けば、外来には来なくなる。それでお互い不都合はない。その大きな理由は薬が必要ないことである。アルコール依存症の人に抗精神病薬、抗不安薬などを処方し続ける医師がいるが、殆どの場合、医師の側からの習慣であり、騙されてしまった患者さんが気の毒である。

医師と（元）患者の間に薬が介在しない事実は大きな隠れた影響を持つ。薬の処方は医師の特権の一つであり続け、統合失調症、躁うつ病などの人が常に持たざるを得ない医師への遠慮はこの処方権に関わっていると私は感ずる。統合失調症で回復は確かにするが、その度合いは元々の病気の重さであったり、完全な「元」患者に復活するのにはやはり困難がつきまとう。

ひとりの元（？）アルコホリックが地元の山で取れたコゴミを持ってきてくれた。私の好物だと知っているからで、毎年、この季節に届く。彼は飲酒運転で車十数台をお釈迦にした経歴を持つ。私の病院に五回入院して、最後の退院から八年が経過し、一滴のアルコールも口にしていない。自助グループで活躍し、仕事の合間に、いや、仕事は半分で全国を飛び回っている。病院自体とは疾うに縁が切れている。

彼をアルコール依存症と呼ぶか否か、あるいは元アルコホリックと呼ぶか否か。彼の参加する自助グループの会合では、まちがいなく「アルコール依存症です」と語っているはずだ。その意味は教科書的に言えば、元の「普通の酒飲み」には戻れないという自覚である。再び飲酒をすれば、それが出来心であったとしても軽い一杯であったとしても、一か月もすれば酒に溺れた過去に戻るという確信があるが故に、永遠に「私はアルコホリックだ」と語るのだ。一〇年間飲酒を止めたアルコホリックを「病気」とする医学的根拠はある。幸運な条件に恵まれた数パーセントしか、普通の飲酒者に戻ることはないとの経験と統計が存在するからだ。しかし、彼らはもう一生飲酒はしないだろう。再発の恐れは去った。その人を病者と呼ぶか否かは私にはどうでもよくなってきた。ただ、安心して冗談が言えるだけだ。

一〇年飲酒が止まっている別の人が言う。

「酒は止まっているだけ。また、いつ飲み出すか分からないよ」

彼はそういう。だが、その可能性はないと思う。私がそう信じていることも、彼はよく知っていると思う。元（？）アルコール依存の彼らと私のつきあいはそんな具合だ。

たまに、アルコール依存症の数歩手前の人がやってくるが、私たちが出会う殆どはアルコール依存症になったあとの人である。従って、アルコール依存になる前の生活や人柄は推測である。それでも病気になる前よりもさらに活躍し、元気になっている。運転手、八百屋さん、会計士、医者、介護福祉士、桃農家、教員、警察官、消防士、様々な職業、人柄の人々と出会ってきた。

病気をきっかけに、それまでの仕事が自分に合わないと知り、転職をしていった人も多いが、それで断酒が継続している。アルコール依存症は「もとの様に自由な飲酒には戻れない」との意味では一生続く病気かも知れないが、社会生活が何不自由なく暮らすように戻るとの意味では「一時的な病気」である。

私は彼らと会っていると、病気から回復したとのイメージとともに「病気を通過した」と感ずる。野口整体の創始者・野口晴哉は「風邪は通過するもの」と唱えた。風邪はふたたびやってくるだろうが、アルコール依存症を見事に脱した人に再び、アルコールはやってこない。再発はあくまでも理論上の可能性であり、目の前の人に「後戻り」はないとの確信がある。

アルコール依存症の人とのつきあいに生じる安心感はここに根ざすと私は感ずる。再び、酒にまみれ、病棟に現れる彼らを想像できない——より正確に表現すると「想像しなく」なっている。そして同時に飲酒時に聞いた数々の武勇伝を忘れてしまっている私がいる。彼らが家族にかけた迷惑もかつては熱心に聞いたが、それは記憶の底深くに沈んでしまい、私にとってかれらの過去はどうでもよくなっている。その感覚が私と彼らのつきあいのおおもとにある。

☆　☆　☆

神様、私にお与え下さい。
自分に変えられないものを受け入れる落ち着きを、
変えられるものは変えていく勇気を、
そして二つのものを見分ける賢さを

これはアルコール依存症の自助グループであるＡＡでミーティングの最後などに唱えられる「平安の祈り」である。

出典には諸説あったが、現在では米国の神学者、ラインホールド・ニーバー（一八九二—一九七一）が発案したと確定した。ニーバーは日本では武田清子が早くから『思想の科学』で紹介し、マルキシズム、デモクラシーのような特定の社会変革思想に基づいて社会が変革されたとしても、人間の原罪（ニーバーは深くキリスト者であった）から来る「社会悪」は残ると考えた。その人の祈りである。

この祈りは一九四〇年代に米国でのＡＡのミーティングに取り入れられ、徐々に広まり、今日ではＡＡに影響を受けて出現した多くの自助グループの共有財産になっている。

この祈りは、人間の根本的な態度として、自らが何に対して無力かを考えよと伝えている。態度の哲学を説いていると言ってよい。

突き詰めていえば、「変えられるもの」は自らの意思と行動である。選んでしまった行動に対し、後からの言い訳はしないとの自覚を迫る。

「変えられないもの」は他人の意思と行動である。アルコール依存症に引きつけていえば、自分の飲酒は変えられるが、他人の飲酒行動は変えられない。そこにアルコール依存症に向かったときの家族の絶望はある。

そして、この祈りはむしろアルコール依存症の家族に響くようになった。飲酒をする相手がいかように病気であり、かつその病気に気がつかずに飲酒を続けている人であろうとも、その人の意思を変えることは少なくとも直接には出来ないのだ。

自らの姿勢を変え、相手が変化するのを待つしかない。相手を監視するのを止める。それは自分に出来ることだ。アルコール症者から見れば、家族が自分を監視するのを止めさせることは出来ない――となる。人はどれほど人（他者）を変えたがる衝動を持ちやすいか。アルコールについていえば、どれほど他人の飲酒を止めさせたいと願うか。この箴言がアルコール依存症とその家族に深く受け入れられた事実は、アルコール依存症がいかに人間的な病いであるかを示しているいるだろう。

スターリンの時代、収容所送りを避けようと「密告」をし、それでも逮捕された人は相次いだ。密告者はすぐに被密告者に転じさせられた。密告が自分の命の救済に役たたなかったことを知ったときの絶望。だが、強制収容所においても、自らの「密告」に言い訳を繰り返した人とそうしない人がいた。スターリンの姿勢からして言い訳の差は生き残った人と亡くなった人の区別にはならなかったが、苦境に陥ったときの身の処し方として、その差は存在した。人間はどこで言い訳を終わりにすることが出来るか。

ニーバーの祈りは人間の自律とは自分と他人の意思と行動を区別できることだと教えている。自らのなした行動に言い訳をしない――まるで遅れてきたサルトルのようなのだが、それがアルコール医療から私が痛切に学んだ事柄である。

最後に私は強調したい。ここまで述べてきたアルコール依存症の人々との付き合い方、回復の仕方は決してアルコール依存症に限定されるのではない。むしろ、医療者がともすれば子ども扱いをしてしまった、統合失調症や他の精神疾患、さらには病者全体に対する医療者の接した方に根本から反省を迫るものだったと言いたい。

追記：この章で描写した、当院のアルコールセンターは二〇一八年秋、新病棟の三階へ引っ越しをした。独立した建物としての「アルコールセンター」を維持したいとの声は私を含めてかなり存在したが、経営上無理であった。新病棟では個室が増え、トイレも風呂も綺麗になった。夜間は病棟の入り口が施錠されるが、自助グループに出かけるときにはもちろん、出入りができる。しかし、夜間の「脱走」はできなくなった。飲酒目的の抜け出しも難しくなり、集団ではなおさらである。窓の外にワンカップを吊るす風景も見られなくなった。それをつまらないと思うかどうかは人によるが、私は風鈴が聞こえなくなったような寂しさを思う。三階に位置することと、コロナ禍のため、外来者が病棟を訪れる風景も極端に減ってしまった。古くからの看護者は一様に「寂しい」と語る。

ただ、院内飲酒は依然としてなくならず、それを声高に非難する看護の声もなく、一つの伝統は引き継がれている

第8章

なだいなだの教え

1 論じられない人

なだいなだは作家、評論家であり、精神科医である。作家としての出発は早い。医師となってすぐにパリに一年間の留学するが、帰国して間もなくの二〇代で既に詩人、小説家として登場し、『しおれし花飾りのごとく』（一九七二年）は、精神科医局周辺の青春群像を熱い筆致で描き、みずみずしい。結婚し、娘が次々に生まれると『娘の学校』（一九七三年）など、自らの子どもを舞台にしたエッセイでも知られるようになり、ユーモア感覚溢れる評論家として有名になった。

洒脱なエッセイを書くため、軽い作家と見られる誤解も生ずるが、実に真剣な作家である。五十歳そこそこで、全一二巻の全集を出してしまうほど多作である。

精神科医としては若き日に派遣先の国立久里浜病院で出会ったアルコール依存症の人々との出

会いを大切にし、生涯にわたってそれを専門としてきたが、アルコール依存症だけの視野を持っているのではない。それは今回、論じてみようとする『神、この人間的なるもの』を読めば、ヒステリー、精神分裂病（いまは、それぞれ解離性障害、統合失調症と訳語が変わったが）にも大勢に流されない独自の嗅覚を持ってきたことが分かる。

なだいなだは多方面に活躍し、社会的発言も多く、深い魅力をもった人物であるのに、論じられる機会の少ない人である。在柄寧聞『なだいなだ論　意地と意志の弁証法』（一九八九年）があるが、起伏の少ない解説にとどまっている。他にまとまった「なだいなだ論」は見たことがなく、精神科の領域にあってもなだいなだを論じた文章に出会わない。私はなだいなだから大きな影響を受け続けたが、そう公言する人物は非常に少ない。

なだいなだは要約することが難しい作家である。なぜなら彼の著作は誤解、偏見を少しずつかみ砕き、ほぐし、ときに対話形式で行う作家だからである。つまり一行ずつ読み進む過程に多くの内的感銘と興奮があり、要約するとその過程自体が失われてしまうからだ。

非常に評論しにくい作家でもある。それはなだいなだが極めて平易な言葉で問題を論じつくし、そこに新しく何かを付け加えることが難しいからである。

「やさしいことを書くのと、やさしく書くことの違い」。それはなだいなだが三〇代から強調してきたことだった。なだいなだは目の前の問題を丁寧に、かつ根本から解きほぐし、味わいつくすほどに料理してしてしまう。彼の料理の後にはセンスの良いコックに出会ったのと同じ爽快感で満たされる。

なだいなだは日本では稀有のプラグマチストである。思想の重大さは紙の上では測定し得ず、それを学んだ人が何を実践できたかで測定する。なだいなだはそう主張し続けて来た。プラグマティズムの王道を歩んできたといってよいだろう。

歩きながら考え、立ち止まって考え、少しずつ真理に近づこうとする。しかし、決して絶対の真理があるとは考えず、その誘惑に負けることはない。山歩きにたとえるなら、藪山歩きである。踏み跡のしっかりした道を辿るのではなく、自分の目と足で確かめつつ、目標に近づく。間違えたと気がついたら戻る、歩き直しを厭わない。道迷いを厭わない。それがなだいなだの評論と人生を深い魅力あるものに育ててきた。

この比喩からいえば、かれの前半人生の自伝的小説の名前が『野越えやぶ越え『医車』の旅』となっているのは、なんとも愉快である。

2　医師としてのなだいなだ

なだいなだがアルコール依存症に出会うのは一つの偶然であり、当時所属していた大学医局の教授の指名で、アルコール専門病棟を作ろうとしていた国立久里浜病院に派遣されたからであった。

その経緯についてはなだいなだ自身が繰り返し述べているが、「治らないと決まっていたアル中専門病院」への派遣を進んで志望するものが出ず、なだいなだが指名され、いわば偶然で赴任することになった。

そこで彼の見た風景は「アル中」をある期間、閉鎖病棟に閉じ込め、いわば「もう懲りたろう」と思い込んで退院させると、すぐに飲んでしまう、だから「アル中は治らない」という堂々巡りであった。(註)

つむじ曲がりを自認するなだいなだは逆を考える。つまり、病棟の鍵を取り払い、自由な出入りの出来る病棟に変え、それまで所持できなかった現金も持たせ、逃げるものは逃げるに任せるスタイルとした。スタッフの猛反対を押し切り、彼は実行した。それだけの実行力が当初からあった。

三か月の助走（勉強期間）が終われば、卒業、つまり退院してもらうことにした。

多くのスタッフの予想に反し、患者は逃げなかった。そして自分の飲酒問題を自発的に考えるようになり、断酒を自らの決断として選択する人が現れるようになった。

自分の頭で考えなければ酒を止めることも出来ないという当たり前の事実にみなが気がついたのである。

折りしも日本において断酒会が活発に活動をはじめる時期と重なり、戦前の無産運動家、戦後は日本社会党の活動家でもあった、日本断酒連盟の初代会長・松村春繁となだいなだは意気投合し、日本におけるアルコール医療と自助グループの親しい関係が発展する契機となった。

松村春繁が労働運動体験者でなかったならば、なだいなだとの運命的出会いもなかっただろうというのが私の推測である。なだいなだ自身は運動家ではなかったが、勤務先の病院にあっても常に社会的関心を失わず、デモの先頭に立つ医師であった。二〇歳の歳上で人生経験豊富な松村と互いに尊敬しあえたこと自体がなだいなだの成熟さであった。

自発的な入院を原則とする開放病棟、患者自治会を作り患者の自主性を重んずる。入院期間は敢えて一律三か月などに制限する。自助グループとの連携を重視する。

これが、その後の日本で「久里浜方式」と呼ばれるアルコール治療方法の定式となった。久里浜方式はその後、全国のアルコール専門病棟へ広がり、日本のアルコール依存症治療のモデルとなった。

なだいなだは、アルコール依存症を「葛藤の病い」とみた。本人の中では酒を止めなければならないのか、いや、まだ飲めるのではないかの葛藤が生じている。もう少し飲もうか、いや止めようか。まったく飲酒について無反省のアル中もいるだろうが、私の経験でもそれは少数派である。多くのアル中は「止めた方がよいかも知れない、だが、もうすこし飲んではだめなのか」と迷っている。「もう少し、もう少し」と考えているのだ。

患者は迷い、葛藤の中にいる。その葛藤を理解することが回復の始めの一歩であるとなだいなだは考えた。閉鎖病棟に閉じ込めれば、物理的に飲めず、葛藤を「実践」することができない。つまり、なだいなだは、飲酒にまつわる葛藤そのものも、具体的な場面で実践されなければ意味がないと考えた。ここでも既に徹底したプラグマチストであったと思う。

葛藤をほぐす一つの解決方法は断酒である。だからこそ、断酒は目的のように見えて、実はそうではない。断酒の後に、葛藤を自らの力でほぐしてゆく作業こそが重要なのだと説いた。

葛藤をほぐす姿勢は、なだいなだが育児、家族、いじめなど、精神科医として意見を求められるときにいつでも同じ、崩れぬ姿勢を保ち続けることを可能にした。

眠ろうとしても眠れないとき、人を殺めたくなるとき、子どもを叱るとき、人はいつも葛藤の中にある。

なだいなだはアルコール依存症を人間的な病いと見た。なだいなだがアルコール医療を始めた時代にもすでに動物をアルコール依存症にしようとする実験はあり、確かに動物実験でアルコール依存症動物を作ることはできた。アルコールの入ったボトルについたレバーを押すとアルコールが飲めるような仕掛けをしておくと、アルコールを好む動物はレバーを繰り返し押すようになり、見かけ上アルコール依存症の猿が登場する。

だが、この猿は酒を止めようとはしない。止めるか否かの葛藤、迷いも起こさない。つまり、アルコールと自分との関係は一方向性なのである。

この事実をなだいなだは最初から見抜いていた。

「人間は多かれ少なかれアル中の存在を知っている。大量連用の危険を漠然とではあるが感じている。そこでアル中にはなるまい、その危険の来る前に、酒から離脱しようと努力をする」

「人間のアル中は、一方向的な作用の現れではない。アル中に引きこもうとする習慣性を作り出そうとする力と、それに抵抗する力と、つまり、相反する二方向の作用の中で生まれるものである。そこが、動物で作られたアル中と、人間のアル中の違いである。動物は、死ぬまでアル中から離脱しようという努力を示さない。だが、人間はつねにその努力を示す」

これは、一九六六年、なだいなだがアルコール依存症の治療をはじめて数年して書いた『アルコール中毒　社会的人間としての病気』の一節なのだが、五〇年近く経過した現在でも、生物学偏重の研究者への鋭い批判として通じる。

（註）現在は一般的な呼称となった「アルコール依存症」ではなく、「アル中」の用語を本書でもそのまま紹介するのには理由がある。一つにはなだいなだの活躍した時代には「アル中」が一般的な呼称であった事実である。しかし、それだけではない。「アル中」と差別されてきた自らを、逆に誇りと考える「アル中」プライドが存在した。さらになだいなだが語っていることだが、「中」の意味には「モノにあたってしまう」の意味があり、「アル中」は本質をついた呼称であるとなだいなだは考えていた。

3　不安な人間が神を創造した

なだいなだは、精神科医療を絶対視せず、つねに相対化して見てきた。困ったときに昔は宗教に頼り、精神科医が登場してからは精神科に頼る人が多くなってきた。そして、治せないときにも金を取って平気なのが、共通点だと。

なだいなだの理論的な代表作は岩波新書と中公新書で数年おきに出版された以下の四冊であろうと思う。

『権威と権力　言うことを聞かせる原理・聞く原理』（一九七四年）、『教育問答』（一九七七年）、『民族という名の宗教　人をまとめる原理・排除する原理』（一九九二年）と思考を続け、十年の後の二〇〇二年に『神、この人間的なるもの　宗教をめぐる精神科医の対話』となった。

新書の短さの中に、議論が掘り下げられ、展開し、煮詰まってゆく。彼の中で理論的な構成と枠組みをとった、いわば本格的著作はすべてこの対話形式をとる。彼は本気になると対話形式を採用する。野球のピッチャーが本気になると、決め球のフォークボールや内角低めの直球を投げるのに似ている。

『神、この人間的なるもの』は人間と宗教・信仰を真正面からとりあげた作品である。若いときから気にはなっていたが、「大きな組織や団体からの反発が予想されることは」かみ合わない議論をする結果となるので、ためらってきた。しかし、七十歳も超えたいま、ついに書いてしまおうとの意気込みで書かれている。

「自分は無神論者だが、信じるのも、信じないのも、個人の勝手と思って通してきた」が、集団現象である宗教をきちんと論じようと思い立っての書である。宗教者から猛反撃を受けてもよさそうな本だが、真実をつきすぎたためか、宗教界からも論壇からも反論が聞かれなかった。

例によってなだいなだと対話相手が登場するが、今回はかつての医学部同級生であり、結核を病んだのち、カトリックに入信した人と設定されている。その人・Tは精神科医になり、なだいなだはBと呼ばれ、合わせるとTBとなる。医療関係では結核はTuberculosisの略称としてTBと呼ばれてきたから、その洒落かも知れない。

従来はなだいなだが訪問してきた相手（聞き手）の質問にゆっくり考えて答えてゆくスタイルであったのに対し、この本では、逆になだいなだがほとんど聞き役となり、精神科医になった元同級生が人が信仰を持つに至る経緯を述べ、宗教心理を次々に解き明かす展開をとる。

しばらく、私の言葉を少しは添えながら、なだいなだの展開を追ってみたい。

人はなぜ信者か。いちばん多いのは生まれ育った環境・習慣による信者である。そうでなければ、カトリック、プロテスタント、ムスリムそれぞれ十億人もの人を抱えられるはずがない。次に多いのは折伏されて。なだいなだは相手の名は挙げないが、いつも創価学会相手の苦い思い出がある。最後にTのように、当時は不治の病とされた結核を宣告されたような絶望感から信仰の道に入る。

Tを信仰に導いたのは、カトリックの神父ではあったが、その人はたまたまよく話を聞いてくれ、迷える人でもあり、「教義が飲み込めるまで待ったら、あなたは死んでしまう」と率直な人であった。彼を癒してくれた人がたまたまカトリックの神父であっただけであり、カトリックの神父だから癒されたのではなかった。信仰とはいつもそういう因縁にある。

不安と絶望感に襲われた人が信仰を持つのは神の存在を信ずるように変化するからではない。

同じ（信仰を持つ）仲間を得ての安心感を求めるからだ。

人は教義を理解して信仰に入るのではない（「違う、教義に納得したから信仰を得た」と主張する人もいるだろうが、例外だろう）。「大まかな信仰への決意」があるだけだ。神を信じて信仰に入るのではなく、同じ信仰を持つ仲間を信じて信仰へ入って行く。信仰とは神の存在を信ずることではない、神を信ずる仲間を信ずることである。いかなる宗派といえども、仲間なしには存在しないであろう。

三大宗教の出現する前の部族社会では、神・悪魔が憑くなどの狂気がありふれていた。部族社会で真剣に悩んだ人が進んで狂気を求めた場合すらある。そして、必要が消えると狂気と別れ、部族社会に復帰する、出来る。その意味で狂気は出入り自由な逃げ道でもあった。

イエスの出発は部族の呪術医であった。しかし、唯一神を目指すイエスの方法は部族の習慣を超えてしまったため、迫害される。部族社会の対立が激しくなった時代に生まれたイエスは、一人だけの神を創造することにより、部族社会を超えようとした。ブッダもムハンマドも部族社会の対立を超え、神の前での平等を説いた。それは部族を超える、国民国家の創世期と結びついたため、大きく広がった。

イエスもブッダもムハンマドも幻覚と妄想を体験している。だが、彼らはみずからの穏やかな狂気で部族の人々の狂気を直そうと試みた、今日で言えば集団精神療法家であった。

三大宗教が普遍性を持つに至ったのは、一神という遙か彼方にしか想像し得ない存在を作り、唯一神の前ではすべてが平等になる、ならざるを得ないという信念を確固としたものに変え、つまりは人々の抱える不安や絶望にもひとつの平等性を付与したからである。一神教は神に絶対的な権威を与えると見せ、その存在が論争の的になるまでに、永遠の彼方に遠ざけた。

神の存在が後世に論争を巻き起こすことそのものが、それがいかに人間が抽象概念で〈創造＝想像〉したかが理解できるはずである。

「不安と絶望を癒すのは神ではない、それは人間だ、ということに気づいた人間の集団とでもいったらいいかな」となる。

☆　☆　☆

ひとは、自分だけを主語にせず、「われわれカトリックは」「われわれマルクス主義者は」と言った途端に、宗教になる。第二次世界大戦中の日本は時代ごと狂気の中にあった。宗教とははっきり言ってしまえば、集団の狂気である。

精神科医療も決して狂気から自由であったのではない。フランスのピネルが一九世紀末に収容所に閉じ込められていた精神病者を鎖から解放したときには、治療方法があったわけではない。ただ「病気」と宣言しただけだ。

「そんな非力な精神科医が、それでもこれは病気だという。信念だけでものを言っている。これはほとんど宗教だし、ほとんど妄想といってよい」

病気と認めた後にも精神科医療は過ちを繰り返す。それは、「病気が治せるという妄想。治すのが自分たちの仕事であり、治すためなら何をしても許されるという妄想」である。

この考えがロボトミーの悲劇を生んだのは間違いないだろう。人間は宗教という集団的な妄想を繰り返してきた。

なだいなだは終章近くでこう語る。

「精神科医は個々の病気の治療だけにとどまっていないで、診察室を出て、周囲のコミュニティーに関わるべきではないか。時代の病気でもある、集団の精神病にかかわるべきではないか。自らの軍隊を〈皇軍〉などと呼び、神格化していたことが紛れもなく、日本全体の狂気ではなかったのか」

なだいなだは、前著『民族という名の宗教』ですでに、民族主義自体が宗教現象であると明快に説明していた。国家も革命も、それを信ずることは宗教の別名であろう。

☆　☆　☆

ここからは私の意見だが、個人の妄想より、集団の妄想の方がはるかに手強く、崩れにくい。集団の妄想は仲間がいるからであり、権力機構も妄想に手を貸すからだ。

なだいなだは人間が宗教を生み続けるとの事実を実に説得力を持って描く。これほど、先験的な神、宗教の存在を明確に否定し、神は人間のうちにあることを、著者とその親友・分身との対話を通して、徐々に追い詰めていく作品は類を見ないと思う。だが、この本は大きな評判とはならなかった。宗教者から正面切った反駁もでなかった。

なだいなだは急に無神論者になったのではない。急に神の人間性を考えはじめたのでもない。二十代で書かれた初期の小説『帽子を……』には「神」と題する作品があり、作中人物にこう語らせている。

「神がすべての創造者だというのは怠け者の結論さ。いい加減のところで終わりにしたい。もう疲れた、寝ることにしたい。だから神がすべてを作った俺たちの個性も運命もみんな神が作った」

この問いかけを四十年間手放さなかった地点に、なだいなだの偉大さがあると私は思う。

4　なだいなだのスタイル

なだいなだの魅力とはなんだろう。

なだいなだはいざとなると対話形式を好む。なぜ、出来るかと言えば、自己を分裂させ、自己内対話ができる人だからである。

対話形式はそこに反論（的なもの）、自らへの疑問を含んでいるだけに、読んでいる読者から新たな反論を巻き起こすのには相当な技量が必要とされる。すくなくとも作者以上に深く、長く考えなければ、作者が内包させた異論を超えることはできないだろう。

評論家のなかには、その〈思想〉を一皮めくると、誰か既知の思想家の顔が見えるときがある。「面が割れてしまう」のである。精神分析を学んだ精神科医、臨床家の文章を読むときのつまらなさは、自分の経験と思想を語っているようで、かならず、背後にフロイトなどの「援護射撃」を感じさせるからである。症例検討会でも、自分の意見を語っているようでいて、じつはフロイトなどの知識を場所に応じて修正しているに過ぎない場合が非常に多く、私はがっかりする。なだいなだが行う自己内対話は自分の中につっかい棒を持っていることになる。だから、誰かの理論を後ろに控えさせる必要がなくなるのだと私は考える。

なだいなだも若き日にフロイトを熱心に読み、それに影響されたかに見えるエッセイがあるが、溺れることはなかった。六〇歳を越えてから書いた『心の底に見えたもの』（二〇〇五年）はフロイト自身の置かれた心理状態と当時の時代風景を描いた力作なのだが、これもまた医学界からは無視されたままだった。

☆　☆　☆

なだいなだは難しい言葉、理論を排除する。かれの著作は徹底して、難しく思えることをやさしく書く姿勢が貫かれている。私たちは明治以降の大学教育で、難解な読み物が深い内容を持つと信じ込まされてきたが、その誤解が見事に溶ける。

なだいなだは難解な哲学者はその人に責任があると敢えて言う。フッサールの哲学が難解なのは、彼自身にとっても分かっていない部分があったからだ。マルクスの資本論も然り。マルクスが難解であったため、「解説者」と自称する人間が次々に現れたが、その責任はマルクス自身のわかりにくさにも責任があったというのが、なだいなだの勇気ある見識である。

「言葉で書かれた思想は、結局は実行された行動、あるいは実行されるべき行動の解説に過ぎない」（『信ずること、疑うこと』一九八五年）

この過激なプラグマチストがなだいなだの本領であり、難解な哲学者に真っ向から、彼以上の率直さを持ち、正直な疑問を呈した人を知らない。そして、なだいなだの「解説本」がなぜ、書かれないのか、書きにくいのかも理解されるだろう。

症例検討会などで、難解な言葉を使う人がいるが、なだいなだは決して使わないだろうし、患者さんにも難解な言葉で説得などしないで来ただろうと思う。

平易さとは物事を大づかみにする能力と関係する。狭い範囲の物事で満点を取ろうとするひとをなだいなだは「専門馬鹿」と名付け、不必要とは言わないが、医療・医学においても専門馬鹿の増えすぎる現状を良しとしない。

☆　☆　☆

なだいなだの持つ、対話能力は自己内だけではなく、患者とのやりとりでも生きていた。『こころの七クセ』には「自分が天皇であるとする」〈妄想〉を持つ患者との感動的対話が出てくる。

「私は天皇である」という患者の受け持ちになり、からかい半分に病院のゴミを片付ける仕事を言いつける。なだいなだは「本当の天皇であれば、ゴミ片付けなどは嫌がるに違いない」と考えたからだ。ところが案に相違してそのひとはよろこんで仕事をこなす。なだいなだは、自称天皇であればそのような仕事を率先してするはずがない。「あなたはやはり天皇ではないだろう」と迫る。ところが相手は仰天の回答を持っていた。

「私は天皇として大きな間違いを犯した。たくさんの人を死に追いやった。だから、自分の身代わりを皇居に置き、自分はそこを出てきた。身代わりを置かなければ、国が混乱するから」

この回答になだいなだは感嘆し、〈妄想〉を持つ患者への尊敬を忘れないようになる。つまり、なだいなだはつねに自己の思い込みを修正する力を持ち、相手から学ぶ姿勢を忘れなかった。なだいなだの本はこのような叡智に溢れているのだが、その叡智に魅力を感じない読者にはひどいすれ違いとなる運命を持つだろう。

なだいなだの書いた伝記は中江兆民についての『TN君の伝記』(一九七六年)一冊である。その人の名前を知ると分かった気になってしまう、だから、最後まで名前を知ることなく、その人が何を考え、どのような行動をしたかをともに考えて欲しいという願いによって書かれたこの伝記は、なだいなだの考えと人生を転写するがごとき作品であり、中江兆民の考えと姿勢が、ほかのどの評伝よりも明確に、解りやすく書かれている。

極端に走らず、といって夢と理想を忘れず、自らの頭で考え抜く信条を持ち続ける。

表面上の妥協をしたかに見え、じつは奥深いところで理想を持ち続ける。

信仰は持たない。一人の人を背後に持たない。中江兆民も最後までそんな人であった。死ぬ間際になり、急に洗礼を受けるなどという変化は好まなかった。

なだいなだは自らが影響を受けた人物を語ることがない。だが、中江兆民に親近感を憶えたであろうことはこの伝記によく表現されている。

『TN君の伝記』にはなだいなだ自身の注釈として感動的な一言が添えられている。国会が開かれ、TN君の友人が次々に体制側に寝返りを打ち、「もう革命は終わった。新しい世の中になったのだ」と言い出すとき、TN君は違うと思った。そしてなだいなだの注釈は「そうだ、終わる革命なんてないんだ」

これは、竹内好が好んだ、中国の革命の意味と重なる。なだいなだは中国語を知らないし、竹内好のファンでもなかったと思うが、革命の意味は分かっていた。

この本に先行研究からの引用はない。参考文献もない。そういえば、この伝記に限らず、なだいなだの本には自分の考えを補強するための引用は一切ない。参考文献が必要のないほど、それまでの思想家が咀嚼されているからだ。実に稀な作家であると思う。

5 なだいなだで満たされないもの

ではこれだけの魅力と深さを備えたなだいなだに不足するものは何かあるだろうか。

わたしは、それは不幸への距離ではないかと思う。もちろん、なだいなだは、不幸を知らないのではなく、精神科医としてたくさんの不幸を見てきただろう。

なだいなだの講演は幾度か聴いたが、四年ほど前には摂食障害の自助グループである〈ナバ〉

の講演があり、私はそれを聞きに出かけた。話はアルコール依存症との出会いとその経験の話が多く、摂食障害の話は出なかった。講演の後、会場からは摂食障害と家族の関係、摂食障害とトラウマの関係を問いかける質問が出たが、なだいなだの回答はすれ違ったままだった。

先に挙げた『アルコール中毒　社会的人間としての病気』には「アル中と家族」として一章が割かれている。なだいなだは勤務先の久里浜病院で家族教室も開くなど、家族の教育にも熱心であった。そして、アルコール依存症において、確かに家族は被害者ではあるが、そこに留まってはならないと語る。

「わたしがいいたいのは。家族が被害者であることをやめろ、ということだ。受身的な被害者であり続けてはならないのである。この点が難しい。しかし、アル中は一人の中に始まりも終わりもある他の病気とはちがう。少なくとも自分の病気により、自分が痛み、苦しむ病気ではない。苦しむのは、家族全体であり、そして、本人がアルコールから自由を得て、救われるのも家族なのである。受身的に被害者として忍従し、受身的に本人の回復を喜ぶべきではない。アル中が家族全体の病気であることを認識し、回復によって得られる平和を、自分たちから求め、努力しなければならない」

家族が一方的な被害者感覚を保持している間は、本人への援助も難儀する、それは的確な指摘であると思う。

そして、なだいなだの発する、アルコール依存症における家族論はそこで終らない。最後にこう付け加えるのだ。

「しばしば、アル中に対する周囲の理解や、愛情が強調されるが、それも必要であると思う。しかし、アル中を真に救うのは、家族のアル中に対する愛情もさりながら、家族への愛情なのだ」

この言葉は限りなく正しい。なだいなだに直接治療を受けたアルコール依存症の本人も、この言葉を聞き、深くこころに留めたと、私も直接聞いた経験がある。

ただ、留保はある。このアル中本人への激励は、愛情を注ぐべき家族を持つ、持っているはずの壮年期の男性アル中を想定している点だ。

すこし時代は変わり、青年期のアルコール依存症は増えた。薬物依存症の若者もいる。私はアルコール依存症と薬物依存症の差よりも、壮年期にその病気になったか、青春を迎えようとする時期になったかの差の方が大きいように思う。薬物依存症がなぜ、青年期に発症してくるかの理由の一つは家族などの環境にいたたまれないからだ。環境要因はアルコール依存症においても薬物依存症においても発症年齢を早めるのだが、家族の重みという点でもその差を感じる。

そして、私は家族という観点からはアルコール依存症と摂食障害の違いを感じるとともに、なだいなだは家族の不幸にあまり立ち入らない人かなと思った。

☆　☆　☆

わたしが本書で述べてきたような、摂食障害、自傷行為に付着する家族の身を刺すような不安定さ、痛みはなだいなだの光景にはあまり入ってこなかった気がするのである。

作家の実人生と比較するのはあまりあてにならないかも知れないが、なだいなだの実人生もやはり幸せの連続であるように傍からは思われる。

初期の小説『しおれし花飾りのごとく』には、恋の迷いも性も、乱痴気騒ぎもある。だが、なだいなだの熱情期はそう長く続かなかった。

結婚し、子どもを得て、『娘の学校』『パパのおくりもの』などで披露するようになった家庭群像は、愛情溢れる父親に変身している。

子どもの幼いときから、自らの家庭の内情を明かし、はてには自らの孫たちに伝えたい内容を盛り込んだ『孫のための「まごまご塾」』(これはなだいなだ、六六歳のときの作品である)まで書いてしまうのである。

なだいなだは娘四人に恵まれ、それぞれが母の母国・フランスに住み移ってしまう。もしかすると一抹の残念さはあったかも知れないが、毎年のようにフランスを訪れ、娘と孫に再会する「家族の幸せ」を味わっている。

私の臨床経験で考えてきたことがある。それは不妊症の場合は別にすると、「子どもは誰にでも作れる、だが、孫はそうはいかない。さらに孫と暮らせる人は家庭的に恵まれた人かな」と思うようになってきた。

なだいなだの持つ、不幸への距離は、得意とするアルコール治療と関係があると私は思う。アルコール治療は死者も多いが、回復すれば、発病以前よりかえって幸福な家庭、人間関係を築く可能性が大いにある。統合失調症の肯定的側面を明らかにし、実践に結びつけた「べテルの家」の活躍は偉大だと思うが、アルコール依存症のようには「人間的な病い」とは言い難い。私の見方が狭いかも知れないのだが、統合失調症には自己と世界が対峙する、せざるを得ない病気の負荷がある。あるときには、本人の努力だけでは如何ともしがたい病気の重さもある。ところがアルコール依存症はどのように重症と見なされても、どこかの地点で本人が心底気がつけば見事に回復しうる病気である。

統合失調症の人はこの世では酔い難い。アルコール依存症の人は酔い、「あのときは狂っていた」と回想するときがあるが、それは統合失調症の狂気ではない。この世におけるいたたまれなさが違うとでも言うべきか。

なだいなだは事態を大づかみに把握する必要性を説いてきた。「大まかな思想」を大切にし、専門性に拘泥して見落とすことの大きさを説いてきた。この大まかな考え方の発想はアルコール治療に於いて、非常に有効であっただろう。アルコール依存症の人が酒を止め続けるのは確かに難しいが、複雑な過程ではない。アルコール以外の問題にどのように取り組むか、酒を止めた後の償いを如何に実行するかなどの課題・葛藤は付きまとうだろうが、飲まないという選択を続けていれば、どこかに道は開けてくる。アルコール症は〈難解な〉疾患ではない。

中井久夫が統合失調症の発病過程として捉えた「微分的回路の破綻」は、文字通り微細な変化を感ずる過敏性の破綻であり、「大まかな議論」とは対立する。また、同じ中井久夫が圧倒的に緻密な観察を加えた、統合失調症の回復過程におけるような議論はアルコール症には恐らく必要がないであろう。「葛藤をほぐす」という方法はなだいなだの得意とする分野には極めて有効だったが、当然ながらすべてとはいかない。

恐れず仮説を言えば、統合失調症の人は「大まかな議論」が苦手である。「大まかさ」に組し得ず、自己の世界観が破綻の危機に曝される。

中井久夫のなかば専門書を密かに愛読する統合失調症の人がそれなりにいると聞いたことがある。なだいなだの本を愛読するアル中は多いだろうが、統合失調症の人で愛読者が多いとは思いにくい。それは病気の性質と治療者の性質にかかわっていると私は思う。

6 狂気と戦争

なだいなだは狂気の変遷についてこう言う。

「昔には分裂病はなかった。名前がなかっただけではなく、病気そのものがなかった。その代わりに昔の部族社会では、神がかりの形の精神異常だけがあった。それは当時の社会に必要な異常であり、ときに応じてその状態になることも、ならせることもできた。戦争をし、女性を暴行し、子どもまで含めて、相手の部族を皆殺しにするような残虐行為を犯させるには、そのような異常状態になる必要があったし、さもなければ、人間は感情と良心の葛藤で金縛りにあうから、それを治療するために、神がかりになる必要があった。こうした神がかりは集団内部で伝染した。どちらの場合も呪術が大きな役割を果たした。呪術によって神がかりという病気にすることもできたし、またその病気から回復させることもできた。

呪術的宗教の影響力が強いころはそれが可能だった。だが近代に入って、宗教の呪縛の力が次第に弱まるにつれて、精神的な異常は呪術によってコントロールできなくなり、その代わりに、分裂病のような治りにくい、孤独な病気が起こるようになった」(『神、この人間的なるもの』)

なだいなだは、このように概括した後、自身の経験した第二次世界大戦を始めとする、ここ五〇年の争い、ロシア革命、ファシズム、全共闘、オウムといろいろあったが、一言で言えば「狂い」だったのではないかという。もちろん、現在、正気と考えている我々も後世から考えると狂っていると見なされる可能性は大きいと。

なだいなだの考えによれば、人間の歴史は狂気と正気の戦いでもなく、正気と正気の戦いでもなかった。狂気と狂気の戦いだったとなる。

自らの軍隊を「皇軍」と呼ぶこと自体が、集団的な狂気のなかにあった証明であると。

私はここでも少しの留保を持ちたい。戦争は正気の人が利己心によって起こしたのではないか。戦争は妄想で起こるのではない。無謀と妄想は異なる。太平洋戦争で、昭和天皇は終始狂っていなかった。木戸幸一もいささかも気が狂ってはいなかった。御前会議のメンバーも自己保身に汲々とはしていたが、狂ってはいなかった。

狂うことは、自己保身が出来なくなる事態である。スターリンは妄想を持っていなかった。ただ、権勢欲と冷徹さと記憶力と計算能力を持っていた。昭和天皇も然りである。

戦争は狂気によって引き起こされるのではなく、権勢欲の強い人間が結局、この世の中で現実に権威を持ち、人々がそこに引きずられてゆく姿なのではないだろうか。

石原慎太郎がなぜ、東京都知事選で圧倒的に勝ち続けたのか。東京都民が狂っていたのではない。権勢欲を見抜けない人間の愚かしさであると同時に、権力を持ちそうな人間に寄り添ってしまう人間の弱さであろうと思う。

人を計画的に殺すのは狂気だろうか。

☆　☆　☆

現在の久里浜病院のアルコール病棟に入院するときの「契約書」があり、一一項目が並べられている。その一部を書いてみる。

一。私は自分にはお酒の問題があること、そしてそれを解決するために「断酒」が必要であることを認め、今回の入院の目的が自分のお酒の問題を解決するためだと理解します。

三。私は入院中、主治医が決めた薬だけを、決められた方法で決められた通りに飲みます。院外からの薬物の持ち込みはいたしません。違法・乱用薬物の入手や売買に関する行為、発言をしません。

四。私は主治医と病棟スタッフの指示に従い、日課はすべて積極的に参加します。また、私は病棟の規則を守ります。

七。私は飲酒が疑われるようなまぎらわしい発言や行動はつつしみ、主治医もしくは病棟スタッフの申し出があった場合にはいつでも呼気検査・採血・荷物検査に協力します。

八。私は入院中、いかなる理由があろうとも他の患者さんや病棟スタッフに脅威や恐怖を与えるような発言・行動をしたり、暴言や暴力をふるったりはしません。また、日課の妨害行為であると病棟スタッフに疑われるような発言・行動はつつしみ、病棟全体の治療的雰囲気を守ります。

九。私は病院内で自傷行為、あるいはそれに類する行為を一切行いません。私は入院の目的が自分の治療、回復のためだと理解し、院内恋愛やそれが疑われるような行為は一切しません。

これでも全体の二割ほどの約束である。なだいなだが始めた久里浜方式とは人間の迷い、もめ事を前提とするはずだったが、このように「契約」で人を縛る方法に変化してしまった。なだいなだが知ったら、どう言うだろう。悔しがるであろうか。こんなものだと言うだろうか。

このような約束が守れる人であれば、そもそも入院などせずに、アルコール依存から回復するであろう。迷いや葛藤を排除し、限りなく病棟の管理がしやすいように組み立てられた約束である。なだいなだが改めたかったのは、このような教条主義であったろう。なだいなだは本当に改革者であり、いつまでも少数者だろうと、私は思う。

☆　☆　☆

青春を過ぎた後のなだ自身は徹底して正気の人である。だからこそ、狂気にはまらず、冷静さを保ち続けて来た。人が右に行けば、自分は左に行くことを信条としてきた。それはほとんど彼の条件反射といってもよいだろう。だから、自らが少数者に属することに嘆きはないだろう。ただ、少数者といっても、十万人に一人の少数者ではなく、せめて一万人に一人の少数者でありたかったのではないだろうか。彼自身がそう願った形跡もある。だが、日本人はそうはならなかった。それは今回の総選挙の結果を見ても知れるだろう。

なだいなだの読みやすく、一読分りやすそうな思考は、沢山の読者を持ったが、日本の思想に浸透したとは言い難い。難解と思われる思想こそ貴重だ——その偏見をいまだに日本人は抱えている。

さらにここ二〇年ほどの世の中の動きを考えると、難解さを軽蔑する動きが「平易な言葉」にではなく、「薄っぺらな言葉」に到達してしまった。難解の逆は「薄さ」ではない。なだいなだは平易な言葉を使うが、それは「薄っぺらな」言葉なのではない。主に小泉純一郎の「ワンフレーズ」言葉から始まり、野田佳彦、安倍晋三と続く首相たちの言葉は平易なのではなく、浅く、薄い。彼らは人々を愛していないし、日本という国も愛してはいない。

彼ら三人の前になだいなだを置けば、彼がどれほど「憂国の士」であるかが理解されるだろう。私はなだいなだの考え方がせめて、一万人に一人の支えになって欲しいと願う部類である。

第9章

薬物依存症者への愛

1　薬物依存症とは

薬物依存症は精神科医にとって無力感を感じさせる病気の一つである。自分の見ている前で、見ている期間で、観察をしながら改善していくことが少ないからである。

薬物依存症は薬物を自らの力では容易に止められなくなる事態を指している。それは本人側だけの問題ではなく、摂取する薬物そのものに習慣性、医学的に言えば〈精神依存性〉や〈身体依存性〉が存在するからである。中枢神経系に作用し、気分を変えてくれる薬を「また、やりたくなる」。それが薬物の持つ習慣性である。

私たちは抗生物質を飲み続けたからと言って、服用を止めた後に、抗生物質の渇望に悩まされる現象は起きないが、ヘロインをある期間吸入すれば、後々まで体が欲するようになる。それが薬物依存症の形成である。

アルコール、ニコチンも立派な依存性のある薬物であり、診断学的に言えばアルコール依存症は薬物依存症に含まれるが、普通に薬物依存症と言えば、覚醒剤、ヘロイン、大麻、有機溶剤（シンナー）などを指し、病気の様相も異なってくる。使用・所持（大麻・シンナーについては使用、所持について独自の規定がある）が非合法な薬物であり、薬物依存症が常に犯罪と絡んで話題になる所以である。医師の処方する抗不安薬・睡眠剤は合法ではあるが習慣性があり、求められるままに過剰に処方する医師が問題となっている。習慣性のある事実を知らせずに処方する医師も多い。これは医師が起こさせた薬物依存である。

薬物依存症は身体合併症を別とすれば精神科医の守備範囲だが、ニコチン依存症だけは内科医の「禁煙外来」が診ていることが多い。ニコチンが強い習慣性を持ちながらも幻覚、暴力性などを引き起こさないので、精神科医の出る必要がないと思われているからである。

また、アルコールとニコチンは身体合併症の観点からは非常に危険な薬物であるが、日本では合法なため、薬物依存として騒がれる機会は少ない。反対に芸能人が少しでも大麻を所持しているとマスメディアは大騒ぎをする。

それは日本社会が国家の取り決めた「合法性」に従順な社会であることをはっきり示し、日本社会はアルコールの酔いには非常に寛容であるが、覚醒剤などの幻覚作用には敏感な社会であることも示している。ユダヤ社会では自制を失うほどの酔いが社会規範からの重大な逸脱と見做されているのとは対照的である。

習慣性の危険が確認されているカフェインがたとえ微量といえども市販の風邪薬に(風邪薬の成分が眠気を起こすので)眠気醒ましとして入っているのは日本独自の習慣であるが、国はこれを改めない。これもカフェインが合法であり、幻覚を起こさないからである。

日本では過去に研究者が「自己記入方式」の住民調査を実施し、「薬物乱用」の生涯経験者数を覚醒剤三四万人、有機溶剤百六一万人、大麻百四六万人と推定したことがあるが、詳しい実数を数える作業はなされず、もっぱら警察の検挙件数に依存している。警察庁の薬物事犯統計によれば、毎年覚醒剤で検挙される人は一万人を超え、大麻とシンナーがそれぞれ二、三千人である。警察庁統計で覚醒剤事犯が多いのは、暴力団の資金源としての覚醒剤取り締まりを優先させているからである。裕福で社会階層にも恵まれた人はマリファナなどのやや「ハイカラ」な薬物に手を出す人が多いが、検挙人数だけを見ると覚醒剤が群を抜く結果となる。

警察統計は最低一回でも「乱用」して検挙された人数である。所持・使用が禁じられている、つまり違法な薬物を一回でも使用すれば、それは「乱用」とカウントされる。シンナーのように薬物自体が違法ではなくとも、目的外に使用すれば「乱用」である。合法的な薬物であっても、あるいは習慣性のない薬物でも目的を外れた使用を続ければ、医学的には「乱用」であり、摂食障害の人が不必要なまでに下剤を使用するのがその例である。

また、医学的な定義の「乱用者」は乱用を繰り返すことが定義であり、警察の統計の「乱用」

者とは異なる。幻聴が一回聞こえたから統合失調症とは判断されないように、精神科の疾患はある現象が繰り返されて初めて「病気」、あるいは「障害」となる。

さらに乱用が繰り返され、明確な依存症徴候が成立してはじめて「依存症」となる。

欧米ではヘロインが深刻な薬害だが、戦後の日本では常に覚醒剤が圧倒的であった。太平洋戦争で日本軍が覚醒剤を大量使用し、戦後の日本では軍関係者から流れた覚醒剤が「ヒロポン中毒」として流行し、その歴史が尾を引き、現在でも暴力団の資金源になっているからである。

2　薬物依存症との出会い・再会

私が初めて薬物依存症の人と出会ったのは二十数年前、本書の冒頭で紹介した福島県・いわき市の精神科病院であった。シンナーが止まらない二〇代の人であり、家族の叱責は効果がなかった。大工の父の見習いをしていたが、当然仕事にならなかった。

私にアルコール依存症の面白さと深さを教えてくれたケースワーカーのMさんが「東京にダルクが出来たから行きましょう」といい、実際に一緒に訪ねたのが、一九九〇年の春であった。

ダルク（DARC）とは「Drug Addiction Rehabilitation Center」の頭文字を取った薬物依存症からの回復施設で、一九八五年、東京荒川区のぼろぼろの一軒家で始まった。海外にも薬物依存症の回復施設はあるが、ダルクは日本産であり、純然たる民間施設である。入居者からの家賃・活動費と民間の援助で運営されている。

薬物依存症の自助グループであるＮＡ（ナルコティクス・アノニマス＝Narcotics Anonymous）の方法に基づいたグループミーティングを活動の中心としている。

ダルクの歴史は「覚醒剤に生活のすべてを支配された、一人の孤独な薬物依存症者であった」近藤恒夫さんとともに始まる。彼は秋田生まれだが、北海道に長く暮らし、船員生活で北海道と本州を行き来している間に覚醒剤にはまる。札幌で執行猶予判決を受けた後、彼はアルコール依存症の自助グループであるＡＡのミーティングで回復をはじめる。しかし、薬物依存症者のための回復施設の必要を感じ、資金の当てもないままダルクを始めた。

その後も多くの人の支援を受けながら粘り強い活動を続け、近藤さんは東京弁護士会人権賞を受け、国会に薬物乱用対策の参考人として呼ばれるほどの著名人になった。既に七〇歳を超えるが、元気に全国を飛び回っている。そして現在日本にダルクは四〇カ所を超えるまでに成長し、日本の薬物依存症支援にとってダルクは貴重すぎるほどの存在となった。多くの医者、家族が自らの手に余る薬物依存症者をダルクに送り、ダルクは「誰も断らない」歴史を誇りにしてきた。思わぬ薬中が回復する、誰が回復するか分からないからである。その事実を確認しただけでもダルクの功績は大きかった。

☆　☆　☆

先のシンナー青年は残念ながらダルクに入所せず、シンナーが止まらず、亡くなった。いわきの病院は私が常勤の精神科医として初めて勤務した病院であり、患者さんとの散歩、海水浴、キャンプ、数多くのアルコール依存症の人との出会い、熱心なケースワーカーと看護スタッフとの出会いがあり、精神科医の原点であり続けて来た。そこを離れざるを得ない事情が生じ、東京に戻った。東京ではアルコールと薬物依存症に力を入れる病院と病棟に勤務していたので、沢山の薬物依存症者に会い、ダルクも紹介した。だが、継続して外来通院を続ける人は少なかったので彼らの消息は途絶えた。

一九九七年、現在の甲府に来たが、ここも伝統的にアルコール依存症と薬物依存症を熱心に診てきた病院だったので（それで私も選んだのだが）、沢山の薬物の人が来た。しかし、外来に定着することは少なかった。そもそも薬物依存の人は薬をやっている間はその気持ちよさで病院へ行こうとは考えないだろうし、薬を止めればそれでまたもういいとなるのだ。シンナーが体に悪い、脳細胞を溶かしてしまうとの知識、あるいは説諭はおよそ効果がないのであった。

比較的若年ではまってしまうシンナー少年は家族に連れられて病院にやってくることが多い。診察の数で言えば覚醒剤の人より多いだろう。それでも長続きする人は極端に少ない。

他方、覚醒剤の人は逮捕される危険も強く、病院も警察とパイプがあるかも知れず、普通はあまり近づかない。覚醒剤の人の多くは現実にいつかは逮捕され、刑務所にも入る経験が多いが、出所してから外来に来る人は非常に少ない。数少なく外来で見ている人もいるが、絶えず、覚醒剤を使用したいという衝動と闘い、かつ逮捕にも脅えている。だが、逮捕されるかも知れないという恐れは決して薬物への欲求を抑えきれない。それほど、覚醒剤は気持ちがよいのだ。

覚醒剤は使用して数日間は尿検査をすれば検出され、尿検査をして警察に通報する病院もある。これは医療機関、医師の間でも大きく意見の分かれるところで、尿検査を実施して現実を確認した方がよいとする医師（病院）と、少なくとも一律には尿検査はしないとする医師がある。さらに尿検査をした後、警察に通報するか否かも意見が分かれる。通報をシステム化すれば、薬物依存症者はまず来なくなるだろう。

私は通報した経験はない。私は覚醒剤事犯に限らず、犯罪者を見ても、その行為が周囲に危険を及ぼすと明らかな場合を除けば、一市民として通報しないだろう。覚醒剤でも幻覚症状が強く、強制入院が必要なときはある。さらに病院では対応しきれず、警察の処理に委ねざるを得ないときもあるだろう。ただ、私にはその機会がまだ巡ってこないだけだと考えている。因みに覚醒剤の使用者を発見したといって、医師を含めて誰にも警察への通報義務はない。医師に課せられるのは、麻薬取締法に定める「麻薬中毒」者を都道府県知事に届ける義務であり、覚醒剤はここに含まれない。

☆　☆　☆

ここまで述べたように山梨でも薬物依存の人で回復者は少なかった。独りだけ、シンナーを止めたいのに止められないと苦しみを率直に打ち明ける、家族を持つ、もう中年の人がいた。入院経験もあったがシンナーが止まらず、私は彼に東京のダルクを紹介した。一五年前のことだ。かれはその後ダルクを離れず、ダルクの関連施設であるアパリ（アジア太平洋地域アディクション研究所）という壮大な名前を冠した施設で活躍した。

そして、彼は一〇年後に故郷の山梨に戻り、私とびっくりの再会をした。その頃、山梨県に誕生していたダルクのスタッフとして帰郷したのだった。ところが、数年して癌が発見され急に亡くなった。無情を感じた。

山梨で薬物依存症者を見続け、山梨にもダルクがあると助かるのに、あるいはNAミーティングがあれば助かるのにと考え続けては来たが、実現はしなかった。アルコール依存症や摂食障害の家族グループの活動に忙しく、とてもその余裕がなかった。

ところが二〇〇八年春、突如山梨ダルクが誕生した。施設長を指名されたSさんが東京ダルクからやってきて、出来た。偶然であったのだが、当時の地元の法曹関係者などに強力な協力者が存在し、あれよあれよという間に山梨ダルクは根付いた。毎晩のNAミーティングも出来てしまい、薬物依存症のエネルギーには驚かざるを得なかった。

ダルクが出来てから、私と私の病院は薬物依存の治療で再び忙しくなった。覚醒剤による後遺症として幻覚が残り、そのための薬物治療などを必要なひとも当然増加したからだ。ときに入院も引き受ける、そんな日常となった。覚醒剤の人は外来通院をしないというのが誤った認識であることも分かった。ダルクから来る人は後遺症治療のための薬が必要な事情はあるにせよ、実にきちんと外来に来るのだ。覚醒剤を止め、山梨で仕事を見つける仲間も現れた。

何よりのニュースは、山梨ダルクが山梨県警とソフトボールの試合を定期的に行うようになったことだ。かつては取り締まりの相手であった警察官と汗を流しながら懸命に打った、走ったをする。それはいかなる脅しや説教よりも薬物依存症からの回復の確かさを伝えてくれる行事となり、全国的にも極めて珍しい試みだ。

一〇人、二〇人の人たちが、狭く、貧しい建物を借り、寝起きをともにしながら薬物依存からの立ち直りを目指す。二〇代の若者もいるが、もう五〇代の人もいる。薬物依存症の人にとって、男女問題は厄介な問題なので、一緒の施設には暮らさない。覚醒剤に限れば検挙者の性比は男性四に女性一の割合であるが、歴史的な事情もあり、女性を受け入れるダルクは圧倒的に少ない。山梨県にも男性用のダルクしかない。

一日三回のミーティングへの出席だけがいわば課せられた仕事であり、昼間のミーティングはダルク内で開き、夜は地域のNAミーティングに出かける。

そこでは「言いっぱなし、聞きっぱなし」の原則が取られている。メンバーの誰かの発言には注釈を加えない。黙って聞き、自分の番になったら、自分の思ったことを言う、それでお終い。クロストーク（議論のやりとり）はしないという形式である。もちろん、ミーティングにおける原則であり、ミーティングを離れ、運営に関することになれば、激しい議論も生ずる。

この原則はダルクがアルコール依存症の自助グループであるAAから学んだ方法である。ただ、「言いっぱなし、聞きっぱなし」は世界中のAAが実践しているのではなく、むしろ日本のAAが率先して実践してきた。

ダルクに入所したから薬物が止まる、回復するのではない。集団生活が嫌になり、薬をやりたくなり、結果として逃げていなくなってしまう人も数多い。それでも「やはりダルクに帰りたい。もう一度チャンスを欲しい」との連絡が来れば、スタッフは日本中のどこまでも迎えに行く。決して諦めない。札幌の刑務所を出た仲間が山梨ダルクへ入所することが決まり、羽田に着くとなれば、山梨から空港まで迎えに行く。なかなか他では見られない、見られることの少なくなった仲間感情であると思う。ダルクの仲間は薬物を使用した仲間を病院へ送り届けることはあっても、決して警察には届けない。

私はほぼ一五年ぶりに薬物依存症の人々と密につき合うようになり、彼らの魅力を教えられた。

☆　☆　☆

二〇一一の十一月、滋賀県にある「びわこダルク」の開設九周年記念フォーラムに呼ばれた。そこの施設長を務めるIさんが、一六年前、私が東京の病院に勤務していたとき、入院で出会った縁からである。

司会の彼は私との出会いを思い出させてくれた。医者と患者は大体において、医者は自らの言ったことを忘れ、患者さんは医師から言われたことを長く記憶しているものなのだが、今回も同じで、彼によると、入院してきた彼が病院のしきたりで当初は閉鎖病棟にいたが、一月も経過して薬物依存症も扱っていたアルコール病棟に移るとき、私がしつこく「本当にやる気があるのか」問いただしたらしい。そして、ダルクに行って見ないかと誘った。

ダルクには出かけた彼だが、東京の病院を退院した後もスリップ、つまり覚醒剤を再使用する経験があったが、数年後に立ち直り、ダルクに今度こそ結びつき、九年前からびわこダルクの施設長としてその地のダルクを守ってきた。そして、ダルクの存在を伝えただけの私を忘れず、記念行事に招いてくれた。一五年は長く、その期間一度も会わず、連絡も取っていなかった。

前の日の深夜まで音あわせをしたというバンドを率いるIさんがエレキギターとヴォーカルを受け持ち、強烈なビートのロックが会場に響いた。音楽の魅力に弱い私はしばし、魂が揺さぶられた。中学生からの不良少年であり、やくざに半殺しの目にもあった彼は、ぴたっとしたスーツに身を包み、ギターを思い切り鳴らしながらも、優しさと憂い（と私には思えた）をたたえた目の光は鋭く、施設長としての風格が圧倒していた。

ダルクはメンバーを出身地には置かず、派遣もしない。薬物を覚えた場所に住めば、必ず、昔の薬仲間からの誘惑が届くからである。従って、Iさんも滋賀県には何の縁もない。ただ、そこに派遣され、住みつき、そこで仲間の回復を必死に援助しているだけである。

目の前のIさんを思い、山梨ダルクのメンバーを思い出し、彼らには現在の医学用語である「薬物依存症」よりも、古めかしい「薬中」という名称が似合った。

薬中は「薬物中毒」の略語であり、医学的に言えば、薬物が体内に入り中毒状態の人に使用される言葉であり、中毒状態を脱し、しかし、依存形成がなされていれば、「依存症」と呼ぶのが正しい。しかし、私はいささか自嘲と侮蔑の念をこめて使われてきた「薬中」には誇りもあったと思う。世間に侮蔑されながらも生き抜いてきた歴史があった。それを簡単に葬ってはならないのではないか。などいなだもアルコール依存症に同じ意見を持ち、アル中の名称に拘っている。わたしはやはり、「薬物依存症者」よりも「薬中」に愛情を感ずる。以下の文章でもやや気ままに二つの表現を往来したい。

ヤクザで統合失調症の人には出会った経験がない。アル中や薬中のヤクザには大勢お目にかかってきた。その経験を通してだけだが、私は現役のヤクザを好きになれなかった。だが、患者を「元ヤクザ」が否かで区別するのは愚かしいと思いつつ、アルコールや薬物から回復した「元不良少年」「元ヤクザ」には実に魅力的なひとが多かったと思い出す。

刑務所を恐れながらも違法な薬の魅力を一時的にでも取った人の力があるだろうか。

3 薬中になる自由と回復の道

薬物依存症はアルコール依存症以上に回復が困難だと考えられている。いろいろな理由が考えられるが、一つは発病が青年期に多い事情がある。

一般化は慎まねばならないが、荒れ狂った家庭を源流に持つ人は多い。幼児期に両親に捨てられた人、「殴られ殴られ殴られ」（ある薬物依存症者の言葉）育った人。アルコール依存症の研究においても、家庭事情は発病率そのものには影響を与えないが、発病年齢を早めるという疫学データがある。逆に言えば、若くしてアルコール依存症になったひとには家庭の問題を抱えていた人が少なからず存在する。薬物依存になる人は、もともと青年期が多いから、複雑な家庭事情を抱えたひとは当然多くなる。

薬物依存に対する国の公式対策、公式標語は「違法薬物は恐ろしいもの、一回でも使用すると逃れられなくなる」そして、「ダメ、ゼッタイ」である。この言葉は英語の翻訳であるとする説もあるが、わたしは菅原通済が始めた「三悪追放運動」、その一つとしての麻薬撲滅運動に起点を持つと推測している。ちなみに三悪とは性病、売春、麻薬犯罪であった。

経過はともかく、ここ三〇年変わらない念仏の如く、「ダメ、ゼッタイ」は国の貼るポスターを大きく飾り、県の主催する薬物依存の講習会でも必ず聞かされる。だが、この標語は二重の意味で解決にならない。

一つには生涯、違法薬物の乱用に走らないような人々は「ダメ、ゼッタイ」の説諭を聞くまでもなく、手を出さないであろうからである。そして既に薬物を使用した人間に「ダメ、ゼッタイ」と唱えても後の祭りである。どのようにしたら回復するのかを具体的に伝える作業のみが必要である。そのための医療もダルクなどの仲間も存在する。

「ダメ、ゼッタイ」は人の薬物に対する好奇心を否定した地点で説教を始めるのだが、それはかえって危ない。人は薬物にも好奇心を持つ、使用することもあるだろう。しかし、あるときに止めようと願う。それは好奇心がなくなったからではなく、好奇心を保ちながら別の道を選んだに過ぎない。好奇心を否定するのではなく、好奇心とどう向き合うかを伝えなければならない。

「薬は悪いものだ。それを使うあなたも悪い人だ」式の教育は助けにならない。私が親しくする山梨ダルクの施設長は、ある集会で「あなた方は覚醒剤にはまったと言うが、違法な薬物を使い、そんなに気持ちがいいのですか」と質問され、「生涯であれほど気持ちのいいものにはこれからも出会えないと思う」とはっきり返答した。

薬物への好奇心を否定するのではなく、さらに言えば、薬物の「魅力」に勝とうとするのではなく、薬物の気持ちよさも知った上で、止めていくのだ。

もし彼らのはまった薬物が負の結果しかもたらさなかったならば、薬物依存症にはならなかったであろう。薬物は気持ちがよかったのだ、そこを認め、そこから出発しなければ、その人の人生を否定することになり、回復する気持ちも奪ってしまうだろう。

薬物依存症の家族の話を聞くと、たまに「薬物が極力手に入りにくい社会にして欲しい、薬物のない世界があればいい」という声を聞く。だが、それは問題の解決にはならない。薬物依存症に重罰を科する現在の中国などのやり方も解決を生まない。薬物依存症は罪の重さを自覚して回復に向かうのではないからだ。

薬物依存症はもちろん薬物が存在するから発症する。だが、薬物が手に入りやすいからなるのではない。薬物を必要とする人間がたえずいるからだ。それは薬物の入手を困難にすれば解決するのではない。現にオランダのような国では、マリファナなどの比較的害の少ない薬物の使用を部分的に合法化し、より危険なヘロインなどの薬物使用を食い止める制度（Harm Reduction）が出来ている。マリファナの有害か否かは永遠に結論が出ないであろう。なぜなら、有害か否かは人間の使い方で決まるのであり、薬物に内在する課題ではないからだ。

食べはするのだが、体内に食べ物が貯留することに耐えられず、下剤を大量使用する摂食障害の人がいるが、その人たちにとって下剤は非常に危険な薬物であり、さらに一般的にいって体内環境を乱す下剤は使い方一つで決して安全な薬物ではない。

Harm Reduction は人間をよく知る試みだと思う。

☆　☆　☆

薬物依存症の人は、後からやってくる同じ葛藤を抱えた人に自らの経験と回復の経験を述べ伝えることによって、自らの回復を確かなものにしてゆく。アルコール依存症の自助グループであるＡＡには踏むべき「一二ステップ」が明文化され、その第一のステップは「私たちはアルコールに対して無力であり、思い通りに生きて行けなくなったことを認めた」とあり、最後の一二ステップは「これらのステップを経た結果、私たちは霊的に目覚め、このメッセージをアルコホーリクに伝え、そして私たちのすべてのことにこの原理を実行しようと努力した」とある。

薬物依存症もアルコール依存症も「いつでも止められる」と思っている人は止まらない。「あー、どうしてもこの薬が止められない。どうしよう。だれか助けてほしい。」と思い至り、理解ある人々、仲間に出会ったときに薬が止まり始める。それはあくまで止まり始めるので、その後の紆余曲折は待っているのだが、回復は実にこのように不思議な始まり方をする。

AAのテキストには「実際の経験によれば、他のアルコホーリクとかかわっていくことほど、再飲酒を防ぐ保障になる行動はない」と書かれている。

薬物依存症の自助グループであるNAも、ここまで紹介してきたダルクも同じ原理を援用している。アルコール依存症や薬物依存症の自助グループをサークルと考えれば、そして事実、サークルの原型を留めていると私は思うのだが、サークルは常に新しい仲間が加わってくることにより再生される。新しい仲間が登場しないサークルは非常に苦しくなる。

4 薬物依存症者の消える日と死刑

薬物依存症の皆無な世界はむしろ恐ろしい。人間が生きる限り薬物依存症者は現れると考えた方が自然である。人間には薬中になる自由があってよい。薬中になられければ回復する機会も与えられない。薬中になる自由があって初めて薬中から回復する自由も与えられる。

仮にこの世から、あるいは日本から薬中が消える日を考えて見よう。私の目の前にいるX氏が最後の薬中だと仮定しよう。彼を襲う感情は「自分と同じ苦しみを味わう人が間もなく消える」という喜びではなく、「同じ苦しみと回復を分かち合う仲間が消えてゆく」という絶望だろう。薬物依存症は天然痘や赤痢とは違うのだ。

それは自殺の皆無な世界と同じだ。人間は生きる限り、ある人々にとって自殺への衝動は抑えがたく、実行する人も必ずいるだろう。自殺は少ない社会が望ましい。自殺を決行する前の社会援助が豊富であった方がよい。だが、自殺する人を皆無にしようとする社会は恐ろしく強迫性を帯び、恐怖に満ちた社会であると私は思う。

殺人も同じだ。人間社会がある限り、少ない方がよいが殺人事件は起きる。人間はそのような動物だと私は考える。しかし、死刑は異なる。死刑は国家という機構を使い、計画的に人の命を抹消する手続きだ。私たちは死刑のない世界を夢想したいが、殺人や自殺の皆無な世界を夢想してはならないと思う。死刑とは「あなたはもう回復する必要はない」「更生は出来ません」という宣言である。私が死刑制度に反対するのは、冤罪の可能性がつねに存在するがゆえではない。人間の回復可能性への信仰を捨てた、その決定に対してである。

国が人を殺してはならない。それは一つの態度であり、一つの思想に過ぎないかも知れないが、逆にいえば、死刑とは究極的には思想の問題であると言いたい。

☆　☆　☆

最近の動きだが、薬物事犯を中心に特別な執行猶予制度（一部執行猶予制）を設けようとする動きがある。薬物事犯は犯罪ではあるが、病気でもあり、ほかの犯罪と同様に扱うのではなく、社会内処遇を優先しようとする、前向きの考えではある。しかし、注意を要する点もある。一つは刑務所の過剰収容に困った政府が考え出した経緯である。現在の日本の刑務所人口の約二割が薬物事犯であり、かれらが刑務所の過剰収容を押し上げている。その解決策の一つとして薬物事犯の執行猶予制度が考えられた側面がある。

しかし、現在も進行中の日本の司法の厳罰化は薬物事件についても進んでいるのであり、一九八〇年代までは実刑判決でも約七割が一年未満であったのに比し、それ以降は二〜三年の実刑判決が主流となっている。因みに覚醒剤事件で初犯は執行猶予、二度目の逮捕（二度目の使用ではない、あくまでも逮捕歴が刑罰の目安となる）は実刑とこれも判を押したように日本の裁判は右へ倣えの判決を出す。

さらに問題は、司法全体の厳罰化の流れが止まらないなかで、薬物事犯だけが「更生可能」であるとして、特別扱いされる危険である。

犯罪者の更生は罪の重さに依らない。それは再犯者に関する日本の統計にも示されている。再び、同じような犯罪を犯すか否かは、出所した後の生活や仕事の安定度にかかわるのであって、罪の重さではない。現在の刑務所は生活苦で再犯を繰り返すしかなくなった高齢者と障害者の吹きだまりとなっている。浜井浩一『2円で刑務所、5億円で執行猶予』はその実態を明快に照らしている。

そういえば、アルコール依存症も薬物依存症も、重症と思われる人が回復しないのではない。重症と自覚した人の方がかえって回復の意欲を持つ場合も多い。自分の病気を軽く見がちな人は足下をすくわれ、命を落とす。

死刑という回復不可能な制度を維持しながら、あるいはかつては一五年から二〇年ほどで仮釈放になった無期懲役の人々が現在は殆ど終身刑とおなじ扱いで、次々に獄中で死を迎えている事実を考え合わせると、薬物事犯に焦点を与えられた、刑の一部執行猶予制度に安心は出来ないと思うのである。

薬物依存症の人が助けられるのは、もちろん後からやってくる薬物依存症の人々である。だが、人の回復を考えるとき、この世に回復を禁じられた人々がいる、国家によって支えられているだけではなく、その禁止を支持する人々が、少なくとも日本では多数派として存在する事実を忘れないでほしいと願う。

薬中という治らない代名詞のようであった病気に、回復者が沢山いる。刑務所の中の人たちも、重罪と言われる罪を犯した人たちも、回復しないと決めることは出来ない。それは人間性への視野だと思う。

☆　☆　☆

夜回り先生として名高い水谷修は、かつて出会った青年がシンナー中毒のまま、交通事故死した事件を自己の反省点としていつも振り返る。その青年は医療にはかからず、水谷修という希有な愛情を持った高校教師の支えで生き続けた。

しかし、ある晩、「俺、先生じゃ、シンナー止められないや」といい、薬物依存を治療してくれる病院に連れて行ってくれと頼まれる。

しかし、水谷修は冷たく応接し、翌日この青年は交通事故で亡くなる。そして、薬物依存に詳しい、ある病院長の言葉が彼を刺す。

「水谷先生、彼を殺したのは君だよ。いいかい、シンナーや覚醒剤などの薬物を止めることが出来ないというのは、依存症という病気なんだよ。あなたはその病気を愛の力で治そうとした。しかし、病気が愛の力や罰の力で治せるのですか。たとえば、四二度の熱に苦しむ生徒を、自分の愛の力で治してやると抱きしめて熱が下がるのですか。あるいは、おまえの根性がたるんでいるから、そんな熱が出るんだと殴って熱が下がるのですか。その病気を治すために、私たち医師がいるのでしょう。無理をしましたね」

水谷修が繰り返し引用し、繰り返し講演でも披露する、医師のこの言葉は、しかし誤解をはらんでいる。この言葉に拍手を送ってはならないと私は考える。

一つには医療と愛情を二項対立のように捉えているからである。薬物依存症の人は確かにただ愛情を持って接すればよいのではない。だが、適切な愛情を持ち、適切な方法を伝えればよいのだ。愛情なき医療に遭遇して絶望する若者も数多いのである。

乱暴に処方された薬は同じ薬でも効きが異なる。それくらい、処方薬といえども説明と態度によって差が生じる。乱暴な医師にかかれば、相手も粗暴になる。

また、医療の手にかからずとも、仲間の力を借りずとも、みずから薬物乱用から脱している人もいる。それは事実だ。私の外来にも知人にもかつては違法薬物を使用したが、ある時期にさっぱりと足を洗っている人は沢山いる。医療がすべてではない。

繰り返して確認したい。愛情と医療は二項対立ではない。

5　ノルウェー国王の自由と日本の天皇の孤独

二〇一一年七月二二日、ノルウェーの離島・ウトヤ島での社会民主党の青年集会に、ライフル銃を隠し持った若者が侵入し、六九人もの人の命を奪う事件があった。

しかし、その国では死刑によって報復を考える流れにはならなかった。NHKで放映された『ノルウェー連続テロ〜その時なにが起きたのか』（ノルウェーNRK制作）はその国の真の豊かさをよく伝えていた。ストルテンベルグ首相は自らの意見として「暴力には報復ではなく、愛をもって応えよう」と呼びかけ、ハラルド国王も決して報復の言葉を口にせず、追悼式典では涙を流していた。

数日後の夜、多くの市民が手に手に薔薇の花を持ち、街の広場を埋めた。ホーコン皇太子は「今夜、街には愛が溢れています。我々は残虐行為に愛で応えることを選びました。憎悪に対し、寛容で応えることを選びました。我々の信念を示すことを選んだのです」と語り、そこに石を投げる市民も罵声を浴びせる市民もいなかった。

ある国、人々の成熟度は決してその国で凶悪な犯罪が起きたか否かによって測定されるのではない。凶悪な犯罪が発生したときの反応の仕方、対処の仕方に現れるのだ。

翻って日本の天皇、皇太子に許された発言の自由はかの国の百分の一にも満たないであろう。

二〇〇四年秋、皇居園遊会に招かれた将棋の米長邦雄は「日本中の学校に国旗を掲げさせ、国歌を斉唱させるのが、私の仕事です」と相手の思想も知らずに語ったとき、明仁天皇は直ちにはっきりと「強制はよくありません」と返す度量を持っていた。しかし、反響を呼びすぎたこの発言の後、明仁天皇の肉声は行事での型どおりの挨拶を除いて、マスメディアからまったく聞こえなくなった。

しかし、彼は硫黄島など戦争遺跡への旅を続けている。それは、明らかに戦争犯罪者であった父・昭和天皇への贖罪の旅だと思う。天皇の立場上、それは言えないだろう。私たちには想像することしか出来ないが、恐らく妻の美智子妃にも父の戦争犯罪への思いは打ち明けられないだろう。だが、明仁氏が妻への愛を知らなかったなら、あるいはクエーカー教徒であるエリザベス・グレイ・ヴァイニング夫人への敬愛を知らなかったら、現在のような贖罪の旅を実行したか、私は疑問に思う。現在の日本の天皇の立場上、かれは永遠にまことの心の内を語らずに終わるだろう。公衆の前で涙を流す自由も奪われている。しかし、私は彼の持つ愛情と孤独に対し、愛惜の感情を持つ。それは松本健一が語る昭和天皇の孤独とはまったく別の地平のことだと思う。

私は現在の日本で、明仁氏個人に対する様々な評価が現れることを期待する。明仁氏がノルウェー国王のように犯罪と報復、人間の更生可能性について語りうる社会を望む。それは天皇制反対・賛成の議論よりも実りあるものだと信ずる。

なぜ、薬物依存症を語りつつ、天皇の話しをするのか。それは人間の孤独に対処する方法として明仁天皇の境遇を決して別世界のことと考えて欲しくないからである。

☆　☆　☆

修復的司法を唱えるノルウェーの犯罪学者、ニルス・クリスティの語るところをしばらく聞きたい。彼によれば、犯罪は最初から犯罪として行われるのではない。公園で性器を露出して公然わいせつ罪になるか否かはその時点で決まっていない。ナチの収容所における看守の行為もそれが犯罪であるか否かは、行為の時点で決まっているのではない。

「警察が触れるところ、刑務所が触れるところのすべてが犯罪になってしまい、その行為や行為者に対する別の解釈は消えてしまう」(『人が人を裁くとき』)

刑務所に収容される囚人の数も犯罪の数がそれを規定すると言うより、その国、地域の文化が規定する。

「犯罪は存在しない。ただ、行為が存在するだけである。……どのような社会的条件が、行為に犯罪という意味づけをするのか、あるいはしないのかが重要な問題である」

さらに、人はその(犯罪)行為のみによって定義されるのではない。

「泥棒は絶えず、盗み続けているのだろうか? 殺人者は絶えず人殺しを続けているのだろうか? あるいは、恋人たちは絶えず愛しあっているのだろうか? 画家は四六時中絵を描き続けているのだろうか?」

先のウトヤ島の悲惨な事件に対するノルウェー市民の反応を知れば、ニルス・クリスティの見解は決して孤独なものではなく、その地に立派に受け入れられている事実を知ることが出来る。

6　憎しみと和解

ＮＨＫが二〇〇九年に制作したドキュメンタリー映画『憎しみは越えられるか〜北アイルランド紛争〜和解への対話』は北アイルランドの長い内戦で肉親や友人を殺された人、相手を殺害した経験を持つ元武装組織のメンバー、爆弾攻撃で重傷を負った人、敵味方であった双方の陣営に属する六人が集い、対話を求めるＮＧＯのスタッフとともに、スコットランドの奥深い渓谷に位置する別荘で五日間の旅をする物語である。

カトリック三人、プロテスタント三人が一つの小屋に寝起きをともにしながら散歩をともにしながら、自分たちの味わった憎しみと敵意と戦争と殺害を考え、語り合い、その「憎しみあい」「紛争」に意味はあったのかと問い、ほんの少しだが憎しみを和らげ、和解への想像力を作りあげてゆく。小屋の外には秋のスコットランドの強い風としきりに雨が降る。

丸く座った人々は中央のテーブルに置かれたトーキング・ストーンを持つことが「自分が何かを語りたい」という合図であり、その石を持っていない間は沈黙し、相手の話を、時には怒りを抑えつつ聞く。自分が語りたくなる時間を静かに待つ。ここにもＡＡやＮＡの伝統は生きていた。人の話を沈黙して聞き、コメントを挟まない、それは自己正当化の誘惑から限りなく逃れようとする知恵である。

人は敵と思ってきた人間とも和解できる。憎いと思った相手、敵と考えてきた人との対話こそが最も大切なのだと教えてくれる。ルワンダの内戦が終結した後、殺害を犯した部族のメンバーが殺害された部族の人々の家を手作りで再建してゆく贖罪の試みが実行されている。それは結局、憎しみを抱えた自分との和解なのであり、自分との和解は薬物依存症の回復にも必要な過程である。

人生とは、どのような病いになったか、あるいはどのような行為・犯罪を犯したかではなく、そこからどのようにして回復してゆくかの物語によって深く測定されるべきではないか。それが私が精神科の患者さんとの対話とつき合いで学んできた事柄であり、ニルス・クリスティが私たちに語り続ける「修復的司法」の意味でもあるだろう。

『プリズンドッグ～僕に生きる力を与えてくれた犬』というドキュメンタリー映画があった（NHK・テレビマンユニオン制作）。米国の西海岸にある、日本で言えば少年院のような施設での物語である。傷害事件、薬物乱用などを繰り返してきた二〇代の若者が収容されている。青年たちには虐待された犬の再飼育のプログラムが与えられる。虐待され、人を見ると脅え、吠えつく犬が届けられ、自分が担当となった犬の世話をする。

伏せを覚えさせるのに数日間、人間に警戒心を持った犬が檻から出てくるだけで二週間がかかる。散歩もしなかった犬、人の手からの食べ物を拒絶していた犬が、青年たちの世話により次第に警戒心を解き、収容者と戯れるようになる。気持ちよさそうにシャワーを浴びる。犬が実に愛情に敏感な動物であることが誰にも分かる。

ただし、彼らは可愛がった犬と三か月間で別れなければならない。近くの町に住む、新しい飼い主が「回復した」犬を求めてやってくるからである。そして、青年たちには虐待を受けた次の犬がやってくる。

青年たちは巣立っていった犬たちが新しい飼い主の元で幸福に暮らしている映像を鑑賞する機会を持ち、こころ安らぐ。それがストーリーである。

愛される経験はすべての人に大切だろう。だが、愛される経験の少なかった子どもは、成人に達しても人を深く愛するようにはなれないという世代間仮説を私は信じない。アルコール依存症や暴力家庭で、親から暴力を受けて育った子どもが大人になってから次の世代に暴力を振るう事例は私もたくさん遭遇してきた。だが、親から受けた暴力から見事に回復し、優しい親になった人もまた同様に沢山見てきた。

人間は深く愛されずに育っても、どこかで人を、動物を、植物を愛する経験を持つならば立ち直るだろうと、生い立ちに悲劇を秘めた人々とのつきあいを通して私は信じるようになった。それは薬中と呼ばれる人々への感謝でもある。

追記1：薬物事犯の一部執行猶予制度は二〇一三年に制度化され、現在に至る。
追記2：ダルクの生みの親である近藤恒夫さんは二〇二二年二月、八〇歳の生涯を終えた。

追記3：ニルス・クリスティは二〇一五年九月に亡くなった。

死刑制度も無期刑制度もないノルウェーでは、ウトヤ島殺人事件の犯人は死刑にも無期刑にもならない。裁判では犯人ブレイビクの精神疾患も議論になったが、犯行から十一年後の二〇一二年八月、オスロ司法裁判所は責任能力を認めて禁錮最低一〇年、最長二一年の有期刑判決を言い渡した。判決後一〇年が経過した二〇二二年、裁判所は審議を行い、犯行の正当性を主張するブレイビクの仮釈放を認めず、さらに受刑が続くことになった。このように、ノルウェーでは刑務所に長期に収監された人に対し、社会復帰が可能であるか否かを定期的に裁判所が審査をするシステムを採用している。毎回の審査が通らなければ、ノルウェーであっても実質終身刑は可能性として存在する。

第10章

摂食障害と家族の風景

1．卓袱台と家族の戦後

冬の寒い日、遠いところを三〇代の女性がやってきた。過食とそれに続く嘔吐がもう一〇年以上止まらない。コートを脱ぎ、見た感じでは標準体重の七割くらいだろうか。痩せた摂食障害の人は顔の表情筋のそげ落ち方で分かる。街で見知らぬ拒食症の人と出会っても互いに分かるという。私も患者さんとつき合ってきた経験で勘が働くようになっている。

アルコール依存症の人が飲酒しているかどうかは酒臭よりも顔の表情で――残念ながらどこかだらしなくなってしまう――判断できるのと似ている。ずっと飲んでいた人は別だが、ある期間断酒を継続し、再び飲んでしまった人は外来へ来ると、酒臭ではなく、おのずと「飲んでしまった」雰囲気が滲み出るのだ。

精神科医に会うのは三人目という。いまの社会は精神科医を訪ねるのにもインターネットが便利らしく、その人も私のことをネットで知ってきた。

家族構成、両親の仕事内容を聞き、生い立ちを聞き、拒食が始まり、過食に転じてきた「病歴」を聞き、五〇分も経っただろうか、私はいつもの習慣で聞いた。

「お父さんはどんな人ですか」

「えっ」

意表を突かれた表情を示し、数秒間の間が空く。

「厳しい人でした」

「どんな風に」

「とにかく」

間もなくしてアルコールに問題があり、酔うとほとんど暴力に結びつくことが分かった。平手、げんこつ、足蹴り、ものを投げる。ガラスを割る、卓袱台をひっくりかえす。

戦後六〇年が経ち、日本の家族から卓袱台は姿を消したかと思うとそうではない。卓袱台という言葉そのものを知らない子どもも多くなったであろうに、アルコール家族の話を聞くと、卓袱台がいまだひっくり返る家族が多く、アルコールの家庭ではその事実と表現がつい最近まで生き延び、従って子どもたちがひとつの言葉を心に染み込ませ、覚えてきた歴史にいつも驚く。

飲酒に関係のない暴力もあり、母にもその人の兄たちにも暴力は日常的に振る舞われたという。

「お母さんは抗議は」

「………」

「いままでの病院でお父さんの暴力を言わなかったのですか」

「聞かれませんでした」

自分の摂食障害について友人に語った経験はなく、母が少し知っている。父は知らない。父の暴力については小学校から大学までの期間、どの友人に語った日々もないという。つまり、彼女ひとりの心にしまい込んだ秘密であった。

いつもは習慣の「父の趣味」を聞く余裕がないままその日は終わった。

二週間後に母に来て貰った。母はDVという言葉を知らなかった。

「えっ。新聞で読んだことはないのですか」

「ええ、ありません」

「殴られたんでしょ」

「そういえばずいぶん殴られました」

母はいままでDVを指摘されたことはなかった。よく聞けば、夫の兄が更にひどい暴力であったので、自分の家の暴力は大したことではないと思っていたという。本人は父の暴力は恐怖の対象だったが、母の鈍感さは別の苦痛だったという。

二週間後に再び母がやってきた。

「あのー、先生が夫の暴力について直接的な言い方でおっしゃると、夫は仕事が出来なくなると思うのです。立ち上がれなくなると思うのです」

「お母さんは娘さんを愛していないのですか」

「…………」

☆　☆　☆

家庭内暴力と言っても誰が誰に対して振るうかによって背景が異なる。父が妻と子どもに振るう暴力は支配を目的にする。妻に対してだけの暴力で子どもには手を出さないケースにはしばしば遭遇するが、逆に子どもに対してだけで、妻には手を挙げなかったケースはひとりしか記憶にない。

「私は子どもにだけは手を出さなかった」とやや誇らしげに語る男性には沢山会ってきた。男にとって妻の方が所有の対象なのだろうか。

アルコール依存症の人は飲酒をする理由をいろいろ述べるが、それは理由ではない。飲酒への衝動に勝てないからだ。だが、アルコール依存症は本人がその気になり、仲間を見つければ回復する病気だ。親が子にする家庭内暴力も理由があってするのではなく、暴力への衝動に勝てないからだと私は思うが、やはり回復しないのではない。鬱屈とした感情を抱えているだろうが、暴力についての説明を受け入れ、心の整理が出来れば暴力は遠のく。だから、ここに語った家庭も、まだ会っていない父も回復するかも知れない。私は悲惨な暴力を聞きながらそう考えた。

暴力は、肉体を酷使する、あるいは肉体に誇りを持つブルーカラーの特徴なのではない。社会的教養にも相関しない。家族に暴力を振るうが、東京の大学在学中はN響の定期会員だった父親もいた。娘は長年の摂食障害だった。母が子どもに振るう暴力も支配だが、感情のもつれが絡むことが多い。子どもが親にする家庭内暴力は子ども自身が精神科の病気であるケースを別にすれば、親への抵抗である。

私が暴力のきっかけを（いまは成人となった）子どもたちに聞くと、理由もなく殴られてきたと回答する人もいるが、暴力を振るわれた理由を自分なりに納得させてきた人も多い。

「私が悪いことをしたときです」

「たとえば」

「いたずらをしたとき」「家事をしなかったとき」

肉体的な暴力は往々にして言葉の暴力と組み合わさっているが、言葉だけの威圧もある。それも言葉による暴力として家庭内暴力に含めるべきだろうか。人を支配する手段として考えれば、同じ線上であるとは思う。そこには必ず恐怖がある。

さまざまな意味で強い人間であろう父が家族構成員に行う暴力といえども、家族全員の拒否があれば長年にわたっては成立しがたい。だれか、どこかにその暴力を許容する姿勢と視線を支えにして暴力は維持される。一回限りの暴力と数年間も続く暴力は維持装置が異なる。

アルコール依存症は一人で成立するが、長年のアルコール依存症は決して一人では維持されない。それがアルコール依存症の章などで述べてきたイネイブラーの存在である。力を持った構成員が持続させる暴力にもこのイネイブラーが影にあると私は思う。

摂食障害の家に暴力が頻繁なのではない。むしろ稀だろう。また、暴力家庭のごく一部分でのみ摂食障害が発症するのだとは思う。だが、冒頭の摂食障害の人の話を聞いて、過食嘔吐の症状を話し合うよりも父の暴力を話し合うことが先だと私は考えた。そして、父が登場する前に、本人の体重は変化をはじめた。

このような経過は稀だろう。だが、暴力への恐怖は過食嘔吐の症状よりも深く、この人の抱えてきた暴力への恐怖に対する眼差しなしに、この人の回復はあり得ないだろうというのが私の意見である。

一つの留保がある。それは私自身が肉体的暴力を恐れる子どもであり、一人しかいない同胞の姉とは取っ組み合いの争いをせず、級友と殴り合いの喧嘩をした経験がなく、級友などの肉体的喧嘩にたいし、もっぱら言葉の暴力で相手をやり込めてきた自分史がある。言葉ではそうそう相手に負けないという、それは治療者としての私の狭さになっている。

2　家族への記憶

東京の病院に勤務していたとき、中学二年生で摂食障害の人を受け持った。私にとって初めての経験だった。受け持って間もなく、急な体重減少とともにうわごとを言うようになり、内科医の同僚に叱責された。体重二五キロであった。幸い命の危機は脱し、毎週、時間を取り話を聞く作業を続けていたが、あまり進展がないままに半年が過ぎた。

その病院は家族との面接はケースワーカーが担当し、受け持ち医師が家族に自由に会えないシステムを取る病院であったが、私はなんとかケースワーカーを説得し、繰り返し、家族に会うようになった。そのうち、本人は家族内の冷ややかな雰囲気への辛さを語りはじめた。肉体的暴力の不在と引き替えのように、家族が凍っていた。それでも面会に来る両親との散歩などを繰り返し、九か月が過ぎた頃、外泊をしたいと言い始めた。

そしてようやく私は気がついた。中学二年の子どもが九か月も入院をしながら外泊を願わない異常さに。なぜ、九か月も。

その人はやがて退院し、元気になった。家族の雰囲気はそれほど変化しなかったとは思うが、父が摂食障害の会合などに積極的に参加するようになった。

私が現在の病院に勤務して摂食障害の人を少なからず見るようになったとき、家族会を始めるのに迷いはなかったのは、この人の思い出があったからである。この人の味わっていた家族への辛さ、病院に留まる寂しさになかなか思い至らなかった悔いが残っていたからである。

私の勤務先の病院で、摂食障害の家族の会「マーサウの会」を始めて一三年が経った。月に二回の火曜日の夜、父親・母親が集まる。配偶者、恋人の参加もあったが、数回で消えてしまうことが多く、しかし親は集い続ける。

この間の台風の夜も遠く埼玉県から車を飛ばしてきた父がいた。数回しか会っていないが、当初は口数が少なく、娘の行状を語るにも言葉を慎重すぎるほどに選んでいたその人が、明るい笑顔で近況報告をしてくれると、たとえようもなくこちらの心が和む。伝え聞いた娘は「えっ。うちのお父さんがお喋りなんですか」とびっくりする。

農家の父が酔っては椅子を振り回し、妻と子どもがしばしば実家に避難する家があった。摂食障害になった娘は高校を中退、異性関係も大いに荒れ、リストカットもした。

しかし、その人は二〇歳近くになって「子どもに接したい。そんな仕事をしたい」といい、通信教育を経て、障害児教育を目指す教師になった。

夫婦げんかの絶えない家庭に育った人がいた。父が帰宅すると必ず喧嘩が始まる。家族旅行を計画すると前日の夜、両親の喧嘩が始まり、決まって計画が流れる。

「お父さんは私と関係ない。でも酒を飲む気持ちは少し分かる」

父が前妻との間に設けた姉、おなじ両親から誕生した兄と妹がいた。父は三人を可愛がり、母も平等に接した。しかし、親戚は姉と他の同胞を鋭く区別し、姉の生家の批判を続けた。思いきり可愛がられた妹が摂食障害になり、苦しんだ。いまは結婚して幸せな家庭を営んでいる。

虐げられた姉は妹の食べ吐きを見て、家族の中でただひとり注釈も批判めいた言葉も発さずひたすら沈黙を守った人だった。しかし、兄は言った。

「俺は生まれたときから家の中と外でふたりの人格で生きて来た。おまえはそれが出来ないから病気になったんだ」

☆　☆　☆

中村英代『摂食障害の語り〈回復〉の臨床社会学』は、苦しんだ摂食障害から様々な方法で回復した一八人の語りを聞いた誠実な研究書である。宮沢賢治の詩との出会い、教会との出会い、自助グループとの出会い、カウンセラーとの出会い。ひとりでの克服もあるが、やはり人との出会いが回復のきっかけになる事例が多く見え、さらに症状に直接、面と向かい「規則的に食事を取り、吐かないこと」を目標に据え、成功した人もいる。

また、「成熟拒否説」「母親原因説」など、多くは医師から決めつけられた摂食障害の「原因理論」への静かな反論の書でもある。

ある例が登場する。高校二年で体重減少で発症し、やがて吐くことも始まった。もともと読書家だったが、大学へ入り、「摂食障害の原因には両親との関係が大きく影響している」と書いてある本を見つけ、それまで一切打ち明けてこなかった両親へ手紙を書く。

両親は驚いて知り合いの精神科医に彼女を連れて行くと、そこもまた家族原因説を熱烈に支持している医者で、「母親が悪い」とひどく批判された母は傷つき、両親の仲も悪化してしまう。

幸い、彼女は別の方法で回復していくのだが、たしかにこのような精神科医は存在する。そのように批判を受けて傷つき、途方に暮れつつ、どこかで別の医師の意見も聞こうと思い直し、私を訪ねるに至った家族にもたくさん会ってきた。家族に安易に原因などを求めるのはその家族が辛うじて繋ぎ止めてきた信頼をも粉々にしてしまう可能性がある。

「自分の家庭はきちんとした家庭だ。批判される謂れはない」と自信を持って言い切る親は存在する。その感覚を否定しても解決には近づかない。ゆっくり付き合うと心するのが最良だと私は考えてきた。そのうち、家族の誰かが、それまでとは違った風景を語り始める。家族の傷を医療者という他者に語っても現在以上の悲劇はやってこないと感じた時である。そこまで待つ感覚が必要である。

私の作業はもちろん傷を暴くことではなく、傷の手当てをすることだ。だが、その作業でいつからの傷なのか、どこまで深いかを考えねばならないかも自然と見えてくる。

私のところにやって来る摂食障害の人の何割かは、私が家族に会い、病状を伝える作業をひどく恐れている。私が家族の歴史を聞き始め、両親の考え方に関心を持つと、いつか両親が来たときに私と喧嘩を始めるのではないかと恐れる。自らの感覚、思考と両親のそれの違いを感じつつ、その衝突をずっと恐れてきた歴史を知る。医師が一つの価値観を示すと、自分を育てた両親の価値観との衝突を恐れる。

私はありかなしかのような家族原因説に与しないが、家族の軋みを自分ひとりの胸の内に抱え、誰にも言えずに来た人をたくさん診てきたことも確認したい。いかにも穏やかで家族の葛藤を経験しないで来たらしい摂食障害の人にももちろん会ってきた。だが、「いい家族です。なんで家族のことを聞くんですか」と反発し、どうみても家族に脅えてきた人も見てきた。

自らの責任に必要以上に苦しんできた親には、「それほど苦しむな」といいたく、本人の性格上の欠点を流れるように述べる親には「あなたはどうなの，家族はどこへいったの」と問いたい。

上述の書でいえば、高校二年で苦しみはじめた人がなぜ、数年間、両親に言えなかったのか、そこを聞いてみたい。

最初に病気を打ち明けた人は誰か、いつか。なぜ、気づかれなかったのか。それは大切なことと思う。ある人はいっていた。

「父が私を摂食障害と知ったら、また殴られると思った」

私は家族の歴史を詳しく聞くから、家族の葛藤と暴力を記憶しすぎているのかも知れない。

家族とともに精神科を受診し、数回の後、あまり良い印象がなく、受診を止める。そうすると家族は治ったと思い始め、本人は症状が続いていても、家族の手前、治ったといわざるを得なくなり、それに苦しんでいる人も沢山いた。

病気の存在を認めない、あるいは精神科の病気を軽蔑してしまう親は子どもを苦しめる。摂食障害になった子どもとその病気を軽蔑しない、あえて一言で私の家族アプローチを言えば、そのようなことになる。

私が出会い、ここに素描した人々の記憶を振り返ると、摂食障害につき合った歴史は家族のドラマであったと思う。

中村英代の著作に登場した一八人、次にはその一八人の家族にインタヴューを実施したらどのような結果になるのかが私の関心である。本人の生活史は語られているが、本人が家族をどのように思ってきたのかももっと語られてよいのではないか。それを含めての摂食障害ではないだろうか。

3　摂食障害とは

摂食障害は〈神経性無食欲症〉と〈神経性大食症〉に大きく二分されているが、この訳語はこれから説明するように実態を反映してはいない。

医学上の診断基準では食欲に無関係に標準体重を大きく割り込む人たちが〈神経性無食欲症〉と呼ばれ、いろいろな症状があってもほぼ標準体重を維持する人たちが〈神経性大食症〉と呼ばれるからである。共通するのは（食べないことも含めた）食べ方の異常と体重へのこだわりである。

前者の〈神経性無食欲症〉はさらに「制限型」と「排出型」に二分される。「制限型」とはひたすら食べない、文字通りの「拒食症」であり、食べないので痩せてしまう。しかし、食欲がないのではない。食欲を抑えている。「過活動」といい、エネルギーを消費し、体重を落とそうとランニングなどに励む。このタイプはほとんど一〇代で発症し、見るからに痩せてくるので気がつかない親は少なく、心配する。医療機関にかかる機会も多いが、自分を病気と考えない特徴がある。

「大丈夫、どこも病気じゃない。痩せてなんかいない。私はこの体重でいい」

「制限型」の人は長く続かないことが多い。食欲を徹底して抑えることは生物にとって難しいからだ。拒食を止め、治ってしまうか、同じ〈神経性無食欲症〉の「排出型」へ移行する。「排出型」は食べたものを嘔吐、大量の下剤使用などで体外へ出し、体重減少を維持する人々である。嘔吐といっても自己誘発性嘔吐、つまり自分で指を喉に入れる、腹を押すなどして自らの気持ちで嘔吐する。「体の中に食べ物があると考えるだけで嫌」といい、食べるとすぐに下剤を使い、何年もの間、下痢以外を知らない人もいる。

当初は制限型つまり、嘔吐をしない人も数年の内に半数ほどは自分で嘔吐をするように変化し、そうすると「排出型」と分類が移行する。

食事量そのものが少ないままに吐き続ける人もいるが、多くは沢山食べ、そして直ちに吐く。だから痩せ続ける。もし、吐くまでに一時間もすれば消化管での吸収が進み、体重増加につながるからだ。

もう一つの大分類の〈神経性大食症〉は極端な体重減少をしなくなった人々である。過食とそれに続く自己誘発性嘔吐を繰り返す人がほとんどである。同じように食べて吐いても、上に述べたように食事を済ませてから吐くまでに多少の時間があったり、食事の度に吐くことを止めれば、極端に痩せずに体重はある程度維持される。

外見上は摂食障害かそうでないかは分からなくなる。しかし、体重がある範囲に維持されることは病気の慢性化の印でもある。体力的にはすぐに回復する必要がなくなるからである。

一晩に食パン三斤を食べる人、炊飯器を二台並べて全部食べてしまうひと、本人が食事代を負担するよりも家族の経済的負担になっていることが多い。

過食と嘔吐を繰り返すようになると、拒食症とは異なり、自分で病気と考え、みずから医療機関を受診する人が多くなる。拒食症よりも年齢が進んでいることもあるが、やはり沢山食べ、吐くことは当人にとってもどこかおかしいと思わせ、医者を訪ねてみようかという気持ちを起こさせるようだ。

しかし、皮肉なことに拒食状態が短く、発症してすぐに食べ吐きに移行する人は体重減少期間が目立たない結果、逆に周囲、家族から気がつかれにくく、家族の誰もが長年知らなかったという不運も生む。少数ではあるが、最近は拒食期を通過せず、いきなり過食と嘔吐から始まる人もいる。

嘔吐は大体、トイレか風呂場であり、誰かと一緒に住んでいれば、臭い、音で分かるはずだが、それでも長く気がつかれなかった場合があるのだから、家族の隙間とはこのようなものなのだろう。

4　沈黙からの解放と発病

先に紹介した中村英代『摂食障害の回復〈回復〉の臨床社会学』はしばしば議論の的になる

「摂食障害と自己否定感」という問題に対し、発症前から低い自己否定感に悩んでいた人も確かにいるが、そうではなく、もともと人生を謳歌していたが、摂食障害になり、過食嘔吐の繰り返しの中で、自己否定感が強まり、回復とともにふたたび本来の自己に戻った幾人かを紹介し、過食嘔吐の連鎖の中で、

「痩せていない自分を否定するようになれば、過食をする自分、痩せていない自分への否定状態が続き、結果的には低い自尊心、自己評価が産出されることになる。そしてそれはダイエット行動を長期化させる契機をもはらんでいる」

と述べる。つまり、摂食障害の自己否定感はもともとあったものではなく、病気の長引いた結果ではないかという説である。

私はそのような例もあると思う。ただ、少しの疑いは持つ。拒食を始める以前には自己肯定感を持っていただろうが、拒食を「いよいよ」開始するときに本当に「いまの自分がいや」「自分を否定された」との感覚を持っていなかっただろうか。

上の論述では拒食の始まりと過食嘔吐の始まりがほとんど区別されていないので、議論に介入することがやや難しいのだが、拒食の始まりを考えて見よう。なぜならば、摂食障害の人のほとんどはまず、食べない――拒食という形で行動を起こすからだ。

急に食べなくなる人もいる。学校のいじめ、クラブ活動で体重減少を勧められた人、友人に体型を指摘された人、友人関係に悩んだ人、きっかけはさまざまだ。

「痩せてなんかいない」といいつつ、拒食は自らの肉体を痛めつける自傷であり、当人はよく理解しているように私には思える。

だが、同時に拒食は「食べない」という意思表示であり、自分の声を届かせる動きであり、その意味では自己の存在を宣言する動きでもある。拒食とは自己を否定する声と自己の苦痛を宣言する声の狭間で動くものではないだろうか。人間とはもともと、自己肯定感と否定感の絡まった存在であろうが、拒食はこれが絡まったまま、「発病」する。

「拒食する自分を認めよ」

そして拒食の原因としてダイエットを考える家族は多いのだが、拒食の始まりとしてのダイエットは通常のダイエットとは異なる現象だと私は思う。「もっと美しくなりたい」と考えてダイエットを実行し、その結果拒食状態に陥った人がいないのではない。だが、通常のダイエットは目標があり、どこかで止まるが、摂食障害の人のダイエットは、現在の自分が目標が消え、「もっと痩せたい」と止まらなくなる。なぜか。それは「あるところまで痩せる」ことが目標なのではなく、ここに推論した自己存在に及ぶ宣言に関係するからではないか。

痩せてくれば周囲は心配する。「痩せればお母さんが心配してくれると思った」――それは余りに直截過ぎて、現実を単純化させた思考にも思えるだろうが、現実にそう語る子どもはときどきいる。二〇代になってからでは本人の自意識が許さないであろうから、このように語るのは一〇代の中学生か高校生である。それは拒食行動からだけみれば自己否定かも知れないが、見方を考えれば、「親を心配させてももはや仕方がない」「親が心配するか知りたい」という自己肯定でもある。

☆　☆　☆

発病とはそれまで辛うじて維持されてきたその人の機構の破綻である。

ある家庭。父の暴力がひどく、母は泣いて、娘に助けを求めることもあった。その晩も母の叫ぶ声が聞こえ、娘は眠れなかった。ところが、深夜になり、両親の性交渉の声が聞こえ、翌朝になると母はにこにこしていた。それが繰り返され、母は「離婚する」といっていたはずが、高校生になったのを機に娘は確かめた。

「お母さん、何時になったら離婚するの」

「えっ、お母さんそんなことといった。離婚なんかしないわよ」

娘の過食は始まった。

別の、またしても父にアルコールの問題があった家庭。妻はどこにも相談には行っていなかった。意を決して、中学二年であった本人が父に向かい、「お酒を止めて欲しい」といったが、父は逆にせせら笑った。それからしばらくして彼女の拒食が始まった。父の拒否が彼女の沈黙を破った。それは家族の挫折を背負った彼女の挫折であるだろう。もちろん、父の拒否は最後の引き金を引いただけなのかも知れず、長い期間の苦しみがあっただろう。

彼女は半年で体重を一五キロ減らした。アルコール依存症の父ではなく、本人が母といくつかの精神科を受診する結果となり、あるとき、家に帰り、「入院したい」といった。薬が出た。学校の教師を務める父は言った。

「医者なんか、金儲けしたくて薬出すんだ。なんで精神科なんか行くんだ」

ここに挙げた例はそう極端なものではない。精神科における発病とは本人だけを見て済まされるものではない。この例で摂食障害の発病原因を、父のアルコール依存症、本人のトラウマ、無力感、さらには本人の性格などとそれぞれに決めつけるのはあまり意味をなさないだろう。

だが、同時に、病気になる過程で重要な役割を果たした要因までを否定してはならない。「いまさら、摂食障害になった原因を考えても始まらない。これからどう治るかだけを考えればよい」というのは、思考放棄である。内科疾患で病気の原因を探索する作業を放棄すれば、叱られるであろうに、精神科の病気だから、原因を考えるなと言うのは無責任である。

病気には理由があったのだ。一つに決めつけてはならないし、病気を考えている間にその理由も変化するかも知れない。だが、本人と家族が病気の理由を考える自由は保障しなければならない。たとえ、それが誤っていても探索の自由はある。むしろ、発病の悔しさを含むであろう、その探索の過程を大切にしなければならない、ただ、余りに誤っていれば、私は訂正をする。それだけだ。

以上を前提に、摂食障害において発病とは沈黙からの解放という方向を含んではいるだろうと私は考える。そして、摂食障害をはじめとする、思春期前後で発病する精神科の病気を考えるに、個々の症状を探るよりも、沈黙からの解放という大きな枠組みで考えた方が、その人の人生全体(鶴見俊輔の表現を借りるならば、total ではなく、whole)を捉えることにつながると私は思ってきた。

精神科の病気にも潜伏期はある。受験に失敗した直後に拒食が始まったとしても、すぐにそれを原因と考えるのではなく、その人の生活史全体から、病気への準備期間、発病期までをゆっくり追う作業が必要である。

摂食障害を発病し、すぐに回復すればよいが、なかなかそうはいかない。それも潜伏期の存在に関係していると私は考える。

統合失調症はしばしば、受験の失敗、失恋をきっかけに発病するが、それは目に見えるような形になったということであり、発病自体は遡る可能性がある。

思春期に頼りに思っていた親(父であれ、母であれ)を亡くし、それがずっと響いている人にも幾人も出会った。麻雀、女性関係と周囲に迷惑をかけた父ではあったが、本人には大切な父もいる。気が強く、支配的ではあったが、頼りがいのある母もいた。本人が思春期での死亡だから、母親の乳がん、膵臓がん、父親の膵臓がんは多い。

新興宗教に凝り、子どもを困らせた親もたくさん見てきた。

もちろん、親の死は摂食障害の原因ではない。だが、摂食障害のどこかにトラウマの影を見失ってはならないことを私に教えてくれる。

拒食の始まりとは区別して考えたい過食嘔吐の悪循環についても考えて見よう。確かに過食嘔吐は自己否定感の悪循環を生む。もともと自己評価の低くなかった人が摂食障害になることもあるだろう。だからこそ、摂食障害からの回復には過食嘔吐がつまらない症状ではなかった、それなりに自分を表現した、賭した行動だった、自分を助けた症状だったとの確認が必要なのではないだろうか。

精神科の多くの病気にとって症状を発すること自体が，回復の始まりでもある。じっと葛藤に耐えていた自己を僅かでも解き放ち、「食べない」という形で表現し始める。「食べない」「過食する」「吐く」、それらは別々の形は取っているかも知れないが、沈黙が語り始めた、沈黙からの解放が始まった側面がある。

5　発病で失うもの。見えるもの

長く病めば失うものは出てくる。お金、学校、友人、なによりも健康、沢山のものを失って見えるだろうし、それは事実でもある。その悔しさを見失ってはならないと思う。

では摂食障害、精神科の病気になり、得るものはないのだろうか。ひとつは自らの傷つきやすさ、vulnerability に立つことの自覚だと思う。発病とはひとつの傷つきであろう。だが、傷つかない人がすぐれているのではない。人は傷ついてよい、傷から考えてゆく道のりがその人の本当の力になるだろう。

「vulnerabiriry に立つ」重要性は鶴見俊輔『教育の再定義』にある表現である。

病者とは、とくに精神科の場合、少数者であり、かつ社会的な弱者になる運命も控えている。だが、少数者の自覚と孤独から見えてくるものがあるだろう。

ヨーロッパ由来の社会主義、社会民主主義は本来、社会的な弱者の権利擁護の主張があったと思うが、ソ連と東ヨーロッパの国々の体制崩壊に伴い、社会主義そのものが古めかしい主張のように考えられ、力あるものが正義だという、現在の日本で言えば、石原慎太郎、橋下徹のえげつなさが逆に正義と見られる流行に変貌した。

ここ二〇年の世界は急速に社会的権力なき者に冷ややかな世の中になりつつあるが、私は摂食障害の遷延化に社会構造の変化が無縁とは考えない。痩せを礼賛する文化が摂食障害の発症率に影響を及ぼすように、弱者を排除する文化は病気の回復を難しくさせる。

摂食障害は一〇代から二〇代を起点とする。若くして病気になったひとは若くして傷を知る。結核は二〇代の滝廉太郎や石川啄木の命を奪ったが、年余を結核病棟で過ごしたおおくの作家、思想家の滋養となった。藤沢周平、藤田省三、鈴木正。彼らにとって結核に苦しんだ日々なしの思索はあり得なかっただろう。

ベートーヴェンは学校へ行っていないし、バス歌手であった父親は酒乱で家族に苦労をかけ通しであった。シューベルトもシューマンも学校など行っていない。大学を卒業した作曲家など誰もいなかった。つい、百年前の話しである。

6　摂食障害と自己評価

もう一度、摂食障害と自己評価の問題に戻りたい。

摂食障害の人はしばしば、「死にたいのではない。その勇気もない。でもこのまま消えてしまいたい」と語る。

自己の存在に自信がなく、流行の表現を用いれば「自己評価」「自己肯定感」が低いのかも知れない。これらの言葉は摂食障害の議論にほとんどたえまなく登場し、だからこそ、中村英代の発した違和感も意味があり、それればかりか現在の精神科の病気の議論は、非常に生物学的素因の強い疾患を別にすれば、「自己肯定感」「自己否定感」の嵐ですらある。

だが同時に私は考える。人間は自己肯定感が揺らぐ存在である。自己肯定感が低いのは辛いかも知れないが、高すぎる人は往々にして周囲に害を及ぼす。それは自慢げな政治家を観察すれば理解されるのではないか。自己の勢力と金力などを背景に、自信たっぷりの姿。彼らは不安は抱えているに違いはないのだが、自己評価を高くならしめる要素を巧みに維持し、保身に成功している。

その人たちは自らの自信により、他者をないがしろにし、傷つける。過度の自信は常に人を傷つける。鶴見俊輔は決して自己評価の低い人ではないが、自らの自信によって周囲の人を傷つける場面は決してなかった。あるいは傷つける事態を極力避けてきた。私は四〇年の教えからそのように回想する。

なぜだろう。ひとつには鶴見俊輔自身に自らが決して善意の人ではないという深い自覚があり、自己評価の高い人への警戒心を持ち続けたからだろうと思う。国家は嘘をつく、「偉い人は嘘をつく」という確信が少年時代から突き刺さり、その記憶を棄てなかった。

現在の日本で共産党の位置は貴重だと思うが、かれらの弱点は悪が自らの外側にあると信じて疑わない点にあり、それが共産党の自己評価を高く維持させる根拠となり、かえって危うい自己評価となっている。

だから私は「消えてしまいたい」と小声で訴える患者さんに言う。

自己評価は高すぎるよりも低い方が人を傷つけない。

私が甲府に来て一五年余りの間に摂食障害で自殺で亡くなってしまった人は残念ながら数人いる。自己評価の問題はすぐには自殺に結びつかないだろうが、極端な痩せや慢性化した過食嘔吐は体力を著しく低下させるのだから、死に向かって命を消費していることになるだろう。

自殺の大半がうつ病の経過中に起こるのだという、最近の精神医学の考えには同調できない。自殺は一つの要因ではなく、家族、仕事、自身の病気などのいくつかが絡まったときに山崩れのようにして起こる。さまざまな人間の苦悩を、安易な診断基準でうつ病と決め、うつ病を過剰診断している傾向があるからだ。

鶴見俊輔は自殺を考えずに時を過ごすことが難しかったと書いている。鶴見俊輔が二〇代後半で桑原武夫に会い、その人が生まれてこの方自殺を考えたことがないと聞き、自分との差に衝撃を受ける。鶴見さんは驚いた。

私自身は六〇年余りの人生で殆ど自殺を考えずに過ごしてきた。辛い時期にも薬の過量服薬はせず、海岸まで投身する場所を探しに行く経験もなかった。自死、愛する者との心中も空想するが、実行手段までは考えてこなかった。私は多分、これからも自死をせずに命を終えるだろうと想像しているが、分からない。ここ数年は自殺を自分にもありうることとして身近に考えるようになった。日本の自殺は中高年の男性が多いのが特徴だが、自分もその一員になったのかと思う。丁度鶴見俊輔と逆回りの人生かなと思うときがある。

そして精神科医を続け、自分が消えてしまいたいと訴える多くの人の声を聞いている内に、私自身が若い頃から、自死を真剣に考えずに来たのは人生上の欠落であったかもしれないと考えるようになった。

自殺への傾斜と発病は位相は異なるだろうが、一つの視点を与える。一般化はとても出来ないが、摂食障害のような病気を若いときに発症するのは決して悔やむべきことではない——という視点だ。事実、より若く発症した摂食障害の人はしばしば立ち直りがよい。若いときの非行・暴走族は意外なほど立ち直る。若くして沈黙を破り得た成熟が背景にあると私は思う。

また、社会に思考を広げるなら、若者の立ち直り・回復は、外れものを吸収する余裕が社会の側にある事実を示し、ある時期までの日本社会の安全の指標でもあった。（浜井浩一『2円で刑務所、5億で執行猶予』）

鶴見俊輔『私の地平線の上に』のなかの「わが欠落」は、ソ連に抑留後、日本に帰国し、そこでの冷ややかな反応から自らの思想を形作ってゆく石原吉郎を取り上げていた。「かくし戦犯の位相から日本を見る、ソビエトを見ることは、敗戦直後の私には考えられなかった」がゆえの欠落である。

その石原吉郎はソ連の収容所よりも自由な会話が出来るはずの戦後の日本で、自らの感覚が人に通じない絶望から、沈黙するための言葉として〈詩〉を選び、アルコールに耽溺する時期はあったが、自殺はしなかった。シベリアの収容所で死を恐れることを拒否した仲間の行動、それを忘れることを拒否して詩を書き続けた。石原は収容所のシベリアの風景を愛していたと私は思う。また石原吉郎は決して自己評価の高い人ではなかったはずだ。そのような人の存在を、私は消えたくなる人々に届けたい。

精神科の病気から回復して、逆に失うものはあるだろうか。発病がひとつの発言であったとすれば、回復はひとつの収束であるかも知れない。

回復には妥協が必要なときがあり、いままでの自分、自分を取り巻いてきた環境との和解が必要である。石原吉郎は妥協をしなかったのではない。収容所の体験を反芻し、日本で生きることそのものが妥協であることを知りつつ、詩作を止めなかったのである。

7　再び、家族について

「マーサウの会」の司会を務め、長く家族とのつき合いを続けていると摂食障害そのものよりも家族の行方に興味が強い自分を感じる。一つの病気の治癒、回復よりも家族にはさらに深い問題が潜んでいる気がしてならない。

なだいなだは『いじめを考える』のなかで、身売りも軍隊における暴力もいじめであった。社会全体にあったいじめが犯罪として認識されるように変化したが、学校だけが特殊な社会のように考えられた結果、それが暴力とか犯罪と認識されず、「学校のいじめ」が残ったと分析する。

私は摂食障害の家族を見てきて、同じように家族のなかに起きたことは家族にしか分からない、家族の中の暴力、いじめ、威圧などがその家族にしか分からないこととして聖域化されなければよいとだけ考える。

摂食障害は出会う医師、カウンセラーによってアプローチの仕方が非常に異なる。標準的な方法として認められた認知行動療法、対人関係療法から、いきなり薬物を処方する医師、家族を批判する，本人の甘えと指摘する医師、実にさまざまだ。

関西にある某施設は、著作もある、著名臨床心理士が経営するが、見学するだけで三万円を徴収し、入所すると、毎日、与えられたパソコンで日記を書き、それを提出する。途中退所しようとすると「ここを出て行けば必ず死ぬ、私以外にお前を治せない」と脅す。

これはここから逃げ帰った人から実際に聞いた話である。だが、インターネットでは平和な宣伝画像が流れている。

冒頭に紹介したように、「お父さんはどんな人」と聞き、しばらく答えのでない人は多い。「どこかの試験で「二百字で父について書け」と出たらどうするの」——と聞いても依然戸惑い言葉が出てこない人もいる。あっさり出てくる人はそれだけで家族に対する遠慮が少しは取り払われている人だと思う。はにかんで語る人には救いがある。家族への遠慮はもちろん父には留まらない。

「お母さんはどんなひと」と聞かれても戸惑う人も多い。

「えっ、厳しい人です。でも私が悪いことをしたときだけです」

「普通です」

多くの場合、家計を支えてくれる父、幼いときから最も自分の身近にいた母、その案配に苦しむ。

私は摂食障害の人にその人の父、母の趣味を聞く。その趣味を誰と共有していたか、家族に快く受け入れられていたか、留守宅では何が起きていたか。家庭人の持つ趣味は家族に意外なほど影響を持ち、家族の雰囲気を知る背景となる。

威圧的な父であっても釣りなどの趣味を持つ人は多い。山登り、野球と多彩である。但し、釣りの間、飲酒をしている人が多く、これは精神科医になってからの発見だった。

ところが優しい、厳しい母は意外なほど趣味がない。あるとき、にこりとして「昼寝かな」といった少女がいた。母は忙しいのだろうか。

同じ精神科医療に携わっていても家族に殆ど関心を示さない人もいる。それはカルテを見ればすぐに分かる。親の生死、兄弟の数くらいはだれでも記載するようだが、その兄弟が現在何をしているか、どのような生活を送っているのか、結婚しているか、親の仕事は何かなどにも記載のない、乏しいカルテは多い。況んや、伯父、叔母への言及となると私が見聞する範囲では記載しないカルテの方が多くなる。

母が実は再婚していたが記載のないカルテなどざらである。

（へー）「聞かれませんでしたから」

幼い日の家族の暴力も、母の再婚にまつわる辛い記憶も「聞かれなかった」。

語る人と聞く人とどちらに問題があったのだろう。私の解答は断然、聞く方の責任であったと考える。信田さよ子は『カウンセリングで何ができるか』で述べている。

「苦しいクライエントに共感するより、苦しみの背景や混乱を質問によって聞き出し、カウンセラーの私がそれを構造的に組み立てて、「なるほど、こういうことなんだな」と了解できるまで聞くのです。そのために必要なのがこちらからの質問です」

「カウンセリングの技術とはどのような問いを発するかだ」と明快に述べる姿勢に私は同感としか言いようがない。

問うべきことを問うのはカウンセリングの基本というより医療の基本でもあるのは内科の問診を考えれば理解できるだろう。その必須の重要性は従って精神科に限らないのだが、患者との話し合い、別の表現で言えば〈交流〉を必要とする精神科医療において、かえって見逃され、相手の語りをじっと辛抱強く聞く姿勢ばかりが強調されるきらいがある。

一見、重要と思われない事柄の中に、その人の葛藤をともに見いだす作業なくして、精神科医療は表層化するだけであると私は思う。決して一回や二回ですべてを聞き出す、あるいは理解してしまおうとするのではない、しかし、こちらにとって重要と判断する事柄を聞く機会を絶えず、心の内に秘めていなければならない。

☆　☆　☆

家族とは何だろう。それを知りたくて精神科の医者になったのかと自問するときがある。摂食障害という病気そのものよりも、ときにだが家族に関心を持ちすぎてしまうのは、臨床医としての私の限界である。

家族とはひとつの理論で収まりきれないものである。臨床をしながら書き物を続ける斉藤環は誠実な精神科医だとは思うが、その思考方法を一枚めくるとフロイトやラカンが後ろに立っている姿勢が気がかりである。多くの文献を公平にあたる『家族の痕跡』にもその「痕跡」が見て取れる。

私が鶴見俊輔となだいなだを読み続け，信頼を持ち続けるのは、その二人はその思想を一枚めくっても、だれか別の思想家が姿を現さないからだ。そこが最も深い影響だ。

多くの精神科医は尊敬する先輩医師を持ち、それを鏡とするが、私の場合は医師になる前に尊敬する人に出会ってしまった。

8 消えていった人々

フジテレビのドキュメンタリー番組『鉄は熱いうちに、一五歳少年自衛隊物語』を見たとき、つくづく家族は暴力装置だと思った。

登場する高校一年生は意気地のない子で、親はそこを若いうちに改めさせよう、「鉄は熱いうちに」と神奈川県にある、日本で唯一の自衛隊高校へ入れる。正式名称は「陸上自衛隊高等工科学校」、初任給九万四千九百円、全寮制。志望動機は災害派遣に活躍する自衛隊に憧れた人、パイロットになりたかった人、子だくさんの家に生まれ、親の家計を助けたかった人までさまざまである。

厳しい訓練の日々、もちろん若者らしい笑いと友情があるのだが、基本的には国を守るための軍国教育が徹底している。既に五〇年を超える歴史がある。

その少年は夏休みで帰省した折に、つい一年前まで遊んだ友人と再会し、母の食事を食べ、学校に帰る日になっても体が動かない。ねばる。父は
「ここで逃げたら卑怯だ。学校に対しても卑怯だ」

「卑怯でいい」

「ダメだ、いけ」

結局、父の諌めとそれに従う母の視線に負けた少年は、着替えをはじめ、学校へ帰って行く。

それでも心配になった母は高校を訪ねる。優しそうな自衛官、女性教官も登場し
「お母さんが思うよりしっかりしている。優秀です。大丈夫、適応しています」

との励ましで，母は納得し、息子を見送る。子どもは再び軍事訓練に励む。

家族はこのようにして、七〇年前と同じ方法で、あるいはより説得的な方法で子どもを戦争の準備へ駆り立てている。その現実がここにあるように思えた。

ただ、ここまでの取材を許可した自衛隊学校には「自分たちは正しい教育をしている」との自信が見えるのと同時に、少年の葛藤を隠さないという意味では少しの評価をしたいと考える。同じ自衛隊でも隊内のいじめを執拗に隠蔽する姿勢とは違った態度をここに期待したい。

これと対照的なのが『青春！　月寒バレーボーイズ』（NNN系列）という番組だった。北海道・札幌の月寒高校定時制に勤務する青島先生。頭はてかてか、声がでかく、いかにもやくざ風。生徒に無理矢理バレーボールのクラブ活動を強い、そこでも進路相談の練習でもとにかく怒鳴りまくる、ときにこづいたりする先生である。生徒の側におっかなさはあるが、恐怖はない。それはたまに洩れる生徒の笑顔で伝わる。

青鬼先生は言う。一五歳から一九歳までの高校生に

「わけの分からんことを言い続ける大人がいて、それに立ち向かう経験をさせたい」

これは暴力ではない。暴力的でもない。

☆　☆　☆

私が甲府に住み始めた頃に診ていた人がいる。高校生で摂食障害を発症しているが、親は知らないまま、本人は成績優秀で関西の大学へ入り、そこで自傷行為、自殺未遂を繰り返し、所属の大学病院への入院を繰り返した。やがて卒業し、山梨に戻り、私と出会った。

父はひどい暴力で、母はそれを意に介さなかった。家族会には一度も来なかった。その人は私の後にも幾人かの医師を訪ね、さらに自助グループもすこし運営していた。

もう会わなくなって一〇年が経つが、狭い県なので知人などを通じて、アルバイトはしている、でもまだ極端に痩せているとの噂が聞こえてくる。

もちろん、家族も相談には来ない。疾うに私の方法には賛成しないのだ。

父の暴力のひどい家があった。例外的に妻への暴力はなく、娘に対してだけだった。父はその人の病気を知らず、家ではテレビのホームドラマを見ながら言う。

「いまの親は子どもを殴れないからだめなんだ」

「お父さんがあなたの病気を知ると」

「言えば、すぐに手が飛んでくると分かっていましたから」

母が来た。

「暴力なんか知りませんでした」

「お母さん、私が殴られるの、見ていたじゃない」

「何言ってるの、両親に一番可愛がられたのはあなたでしょ」

後日のことだが、「マーサウの会」に参加してくれと頼まれた母は言った。

「嫌なものは嫌よ」

このように親の協力を拒否する親は、私たちの家族会に参加しない。

☆　☆　☆

冬の遠い道をやってきた、冒頭の例でも考えるのだが、父へ感じる恐怖、母の鈍さに対して感ずる孤独、逆に（暴力を振るわずとも）母への恐怖、父の鈍さへの孤独。それらは私の経験で子どもの苦悩の典型であり、もちろん出口が摂食障害とは限らないが、子どもが病む下地にはなる。

親の暴力と鈍感さを比べることは出来ない。そして、どちらが子どもにとってやるせないかも一概に言えない問題であると私は思う。つまり、肉体的な暴力・威圧が絶対とは言い切れないところに家族の複雑さもある。

家族関係の過敏さは人を疲れさせるが、鈍感さは希望を失わせる。暴力は――決して一般化してはならないことを承知で言いたいが――相手の怒りを推測できることがあるが、鈍感さには別の徒労感が重なる。

人は考え方を修正できるし、過ちから回復も出来るが、鈍感さを磨くのはなかなか困難だというのが、私の経験である。精神科の治療者も同じで、過敏であってはならないが、鈍感でも困る。相手が希望を見失うからだ。

☆　☆　☆

雨の中、今夜もマーサウの会は開かれる。

娘の過食嘔吐の材料になると知りながら、食材を勇んで買い、娘の帰宅を待つ父がいる。車にガソリンを入れるときだけ、両親の家による娘がいる。そのガソリンスタンドだけは親名義のツケが利くからだ。

家族会に来続けるのは、親子の関係が割り切れない、簡単には解決できないと感じている人々である。子どもの病気をきっかけに親子の関係が変化することを少しは楽しみに思うようになった人々である。

家族の会を続けていると、親は子を諦めないのだなと感じるが、それはそのように感じた人が参加を続けているからでもある。

アルコール依存症におけるイネイブラーの考えは夫婦を単位に発展した。つまり、妻がアルコール依存症である夫に対し、妻が良かれかしと思いつつ、尻ぬぐいをしていると、本人が自らの病気の深刻さに気がつくのが遅れ、かえって病気を持続させてしまう意味であった。さて、ここに挙げた父はイネイブラーであろうか。そうとする意見もあるだろうが、私はそこまで言えない。

夫婦間のイネイブラーはどこかに打算を含む。妻自らが自分の見栄を張るとか、夫に少しでも働いて欲しいとかの欲望が潜む。しかし、私の見てきた「優しくなった」父は打算から離れ、娘を包んでいる暖かさが放射する。

三木卓が亡き妻を描いた私小説『K』を読むと、これほど深くつき合いのあった夫婦でも、言葉の最も美しい意味において〈打算〉から自由ではなかったと思う。末期癌で死ぬ間際まで、言葉の高貴な意味において〈利己的〉である妻と夫。

いがみ合った夫婦は復讐を思い浮かべるときがあるだろう。だが、どれほど子どもに「迷惑」をかけられても、子どもに復讐をしようとした親に私は出会わなかった。いや、正確に言えば、私の主催する「マーサウの会」から姿を消し、私の視界から消えてしまったのだ。

私は集い続けてくれる家族に感謝するばかりである。「マーサウの会」は日本の家族のひとつの伝承になっていると私は信じるようになった。

追記：「マーサウの会」は、二〇二三年に二四周年を迎えることができた。

第11章 思春期の受診・援助職

1 若者の自傷

若者の自殺・自傷を追いかけている今一生の『死ぬ自由』によれば、二〇〇五年一年間にネットで知り合い、集団自殺を決行した人は六〇人を超える。互いを知りすぎると余計な心情が混入するので、知り合って二四時間以内に実行するのが定めと言うから、苦楽をともにした心中とは次元が異なる。死へ向かうだけのつきあいである。

三〇代の自殺もあるが、多くは二〇代であり、一〇代も一〇人を超える。

リストカットなどの自傷行為は「ありふれ」、若者の日常を浸すほどである。精神科医は何をすればよいのか。一人ひとりの援助とともに、若者を自殺・自傷に追いやる社会の構造を考え、ある意味で闘わねばならない。教師の日常が管理教育に翻弄されるとき、子どもの自由はあるだろうか。教師を含めた学校社会がどのように鬱屈としているかに鈍感なままに、子どもの自殺に対処できるとは思われない。子どもに説教やアドヴァイスが出来るとも思えない。病名と処方だけの「テクニック」で世渡りをする精神科医の多さにはこの国の腐敗が反映している。

子どもが「自死」を遂げた親を迎えるとき、子どもに死なれた親の自助グループがあることを知らずに、診断名を考える医療。不登校の子どもを迎えたとき、地域の親の会を知らずに処方を考える医療。

大都会では精神科クリニックが繁昌し、不眠・うつ状態で薬をもらう人で溢れるらしいが、若者が自ら困り、訪ねあてる精神科医はまだ少ないであろう。

山梨県は人口が八〇万人、甲府市は一九万人の小さな都会であるが、そこの古い精神科病院に勤務する私の場合、思春期の子どもたちが受診するきっかけのほとんどは、学校教師の勧めか、親の促しである。狭い町に一〇年も住み、いくつかの講演会をこなしていると教師からの個人的な紹介も増え、ありがたいことだと考えている。

不登校だけで受診する親子はかすかに残るだけである。家庭内暴力もほとんど聞かない。若者の暴力は内に向かい、リストカット、拒食・過食は多くの生徒を苦しめている。摂食障害も自傷行為の一つと考えれば、非行・校内暴力など、かつては外へ向かっていた、向かい得た暴力が、いまや自らの肉体を舞台にするまでに若者を追い込んだ歴史を否定できないであろう。

（補記）子どもを失った親の会は「小さな風の会」という。

精神科へかかるまでに

子どもに精神的な不調が現れたらしきときに、親の反応は二通りに分かれる。一つは「絶対に精神科などに行くな」である。子どもの不調に対する親の怒りが内包され、子どもの不調を拒否する。「自分＝親はそんなことでへこたれはしなかった。しっかりしろ」——時代と背景を無視した強者の論理が勝つ。

ただし、ここには平均的な精神科医療が子どもたちに決して役立っては来なかった事実に対する正当な評価があることを見逃してはならないだろう。親の直観が当たっている可能性は否定できない。意を決して精神科医を訪ねても、病名だけを宣告され、病気への対処、治療方法（いくつかはあるだろう）などの説明すら受けずに返される例はいまだに多いからである。

もう一つの反応は「すぐに精神科へ行け」である。「困った子どもの面倒は見られない」といった親の自信喪失を示すときもあれば、精神疾患への恐怖を「専門家に預ける」姿勢に転嫁させている場合もあるだろう。

どちらにしても子どもは親から放り出された印象を持つだろう。不幸な関係の始まりか再現である。幸いなことに多くの親は上述のどちらでもなく大いに迷い、逡巡をした結果、精神科医を訪れる。この、「迷い」を大切にすることが第一歩ではないか。迷いのない精神科医療の入り口は暖かみを欠くであろう。

学校の場合はどうだろう。

学校現場が子どもの精神状態で困ると「(どこか)精神科へ行ったら?」のアドヴァイスをすることがある。これはたいがい親にいやがられるアドヴァイスだから、学校は滅多に使えない。しかし、使わざるを得ないときがあり、そのようなときの殆どで、特定の精神科医(医療機関)を指定していない。学校の体勢として指定された公立病院ならよいが、民間の病院を特定するとあとが厄介なときもあり得る。一人の医師を指定すれば、紹介の責任をとる事態もあり、そもそものような自信を持った判断など出来ない、知り合いの医師もいないという教師が多い。それは無理からぬことである。

だが、親や教師が(まだ)信頼していない医師にかかる子どもはそれだけで不安を募らせて不思議ではない。教師との関係が良くないときに、教師があまり知らない精神科を紹介したとして、子どもは信用しない。

現在の日本の精神科医療の現場にいるものとしては、やはり多少の責任を持った上で誰かを紹介する方がよいと思う。その医師が「外れ」であったならば、そこでまた子どもと話し合う姿勢が欲しい。「へー、そんな医者がいたんだー」でもよいではないか。

思春期の子どもにとって「連れて行かれた」精神科の初印象は強く残る。「もう、二度と精神科は嫌だ」ともなる。

話しは少し飛ぶが、前医がいる場合、「紹介状がなければ診ない」を信条とする医師がいる。これまでの情報がなければ困るというよりは「面倒くさい」、そして多くの場合「ドクターショッピング」を嫌うからである。ドクターショッピングとは自己を高みにおき、寒寒とした差別感を匂わせる言葉ではないか。これまでの情報が欲しければ、一旦は引き受けてやがて前医に紹介状を依頼すればすむはずだが、紹介状を絶対視する医師は、「門前払い」をして、初診を断る。そもそも、一人の医師（前医）を信用しなかった患者は医師に対する評価が厳しい可能性があり、それが怖いのである。医師社会の権力性とギルド性を示す。

医師をだます形で多くの医療機関から薬をもらうような「ドクターショッピング」は別であるが、複数の医師の診断と診察を求めての「ドクターショッピング」を忌避する理由は医師の自信のなさ以外にはないだろう。セカンドオピニオンの重要性は外科手術の適否などに言われることが多いが、精神科においても非常に重要である。

一人の医師の判断に疑問を挟み、次の医師を探すのは骨の折れることであり、その人の力を示すときがある。それを賞賛しても、無視してはならない。

受診のとき

次に、実際に思春期の子どもが私の診察室を訪れたときを考えよう。私は相手が中学生でも以下のように説明する。親にも同じ説明をし、学校職員にも理解してもらいたい。

(1) 基本的に精神科は本人が求めてくるところである。あなたは誰の勧め、あるいは意思でここへ来たのか。あなたはどれくらい、ここへ来たかったのか。あるいは来たくなかったのかを聞かせてほしい。

(2) 現在の精神科は薬が必要な人も、そうでない人も来る。それは病気の種類とともにゆっくり考えていかなければならないことである。

(3) 医者は一回会っただけで、診断が出来る、あるいはあなたへの援助方法が分かるとは限らない。それがあるべき、好ましい医師の姿でもない。繰り返し、話しをしているうちに、「診断」が出来ることの方が多いかも知れない。

(4) いま、あるいは将来において、あなたが精神科の治療を受けることになったら、それは義務ではなく、患者（と呼ばれる人）の権利だということを忘れないでほしい。

(5) 医学は常に未完成な経験科学であり、変化する。分かっていないことも多い。いま、正しいと思われていることが一〇年後には間違いとなる可能性がある。

精神科でも、どの医師も似たような説明をする病気もあれば、医師により方法・説明が異なる病気もある。たとえば不登校はそれ自体は病気ではないが、人によりずいぶん考え方が違う。摂食障害もそうだ。すぐに薬を処方する医師から、行動療法、母親による育て直し、家族療法、グループ療法と沢山ある。「うちでは診ません」と宣言する医者もいる。

(6) 医師のつける診断はあくまで仮のものである。ときには医師が整理しやすいように考えられたひとつの仕組みである。精神科にも診断基準はあるが、しばらく経てば変化していく。

(7) 症状は消そうと思っても消えないときが多い。例えば、リストカットは、それ以上に重大な自殺への衝動から守り、過食も「下らないことをしている」と思うかも知れないが、それで助かっている面もあるはずだ。症状はすぐに消した方がよい場合もあるが、ゆっくり対処した方がよいときも多い。

(8) 親に伝えることが多いのだが、「うちに来れば絶対に治る」と宣言する治療施設は危ない。

拒食症で体重減少の激しかったある人が、家族とともに行動制限療法で知られた某病院を訪ねた。「この病院の行動制限療法をすれば、数か月で必ず治り、再発はしない」と言われ、入院した。与えられた食事をこなさなければ、家族との面会が許されないなどの厳しい飴とむちであった。二か月の入院で標準体重近くまでいったが、退院してまもなく元の体重に戻った。

医療機関ではないが、民間でこのような宣伝を行い、患者を集めている「施設」もある。長年の看病で困惑しきった親が、どこかで聞いた施設を訪ねあてると「うちの方法に従えば絶対に治る」といわれ、まさかと思いつつ、信じようと努力し、結果としてだまされる。「一か月入所すれば、絶対に治るから二百万円払いなさい」と言われ、実際に支払ったケースがある。

医療が経験科学である限り「絶対」はなく、「絶対に治す」という医師よりも「うちでは分からないから、よそへ行って欲しい」という医師の方が害は少ない。それは自信過剰な人より、自信が少な目の人の方が他人に害を及ぼしにくいことと同じである。

そして望ましい医療とは

最近の新聞は社会の重要な事件を継続して追うのではなく、美味しいうどんの店の探し方、上手な家族写真の取り方など、一時代前なら娯楽雑誌の片隅に置かれたであろう類の「どうでもいい」話題が満載である。そして、病気、健康についても次々に解説を披露し、人々を「健康強迫」へ押しやる。吉田秀和が「もう、新聞は読まなくなった」といったのもこの理由であった。

ADHD、アスペルガー障害などが広く認知されるに従って、学校現場では精神科疾患の「早期発見」が喧伝されるようになった。しかし、「疑わしきは精神科へ」の如き動きは好ましいとは思えない。精神科への早期受診はときに専門家信仰を強めるし、人間の自然治癒力を妨げる。したがって、先に述べた精神科の受診を潔しとしない親の考えには十分な根拠があるとの理解を常に持った方がよいと私は考えている。

精神疾患を「あぶり出す」作業は絶えず「人と自分は違う」との感情を産みやすい。だが、現代社会に必要なのはむしろ、同じクラスの友人との共通項なのである。現在の米国流の精神科診断マニュアルは、およそ人間の悩みの全てに「障害名」をつける強迫的傾向を帯びていることを忘れないようにしたい。

私は勤務先の病院で「マーサウの会」（摂食障害の家族の会）を続けてきた。月に二回の夜、家族とともに時間を過ごすのだが、教師、医療関係者もやってくる。もちろん、当事者の親として。狭い県であるから、互いに職場、近所で知り合いのこともあるが、それで参加しなくなったケースはない。

地域で生きるとはこのような実践の積み重ねではないだろうか。教師も精神科医も己れの現場で闘ってほしい。

2　援助職とは何をする？　どんな人ができる？　ピアサポートでの注意は？：摂食障害のピアサポートグループ・ナバへの回答

私が以前に書いた冊子は『摂食障害の家族へのアドヴァイス』と『アルコール依存症の家族へのアドヴァイス』の二冊なのですが、人にアドヴァイスをすることが好きな私の性格がよく現れていると思います。お節介の一歩手前を認識しつつ、相手をよく見、状況を考え、いかに適切なアドヴァイスをするかは現在も仕事の中心であり続けています。

援助職には医療ソーシャルワーカー、いわゆるケースワーカー、作業療法士、看護職などがありますが、援助職と言っても医師とそれ以外では大きな違いがあり、なんと言っても収入、それに就職先の選択・自由さの巾が違う。現在の日本社会で医師は、出世とか研究を考えなければ、上司にへつらう必要はなく、自分の好きな町に住むことが出来ます。私自身、そのような一匹狼に憧れていたと振り返ります。

私は医師になる前に共同通信という通信社で記者の仕事をしていました。入社して二年半は東京本社の文化部で、新聞で言えば生活欄の記事を書き、後半の四年弱は北海道の釧路市局で普通の社会部記者として働いていました。そして医学部に入り直し、精神科医になりました。

新聞記者がいやで仕方なくなったのではなく、いろいろな人に出会い、何より、会社の机に一日中座っている必要はなく、取材と称し、街中を自由に歩けることは楽しくすらありました。釧路では、仕事を離れて生涯の友人と出会った幸運もありました。

ただ、新聞記者が相手と会うのは「取材」であり、火事の現場に行って、話をしたくない人の話を聞かねばならないときがあり、漁船の遭難で遺族のうちに出かけ、怒鳴られたこともある。取材もひとつの交流かも知れないが、医師になればもっと人と深く係われると思いました。人と話すのが好きで、人間が好きで、それには新聞記者より医師の方が楽しそうに思えたのです。

話を元へ戻すと、かつて精神科の病気に悩んだ人が、その病気から回復し、同じ病気の人の援助に当たるとき、「リカヴァリングスタッフ」と呼びます。回復しつつあるスタッフという意味です。米国を中心にアルコール依存症から回復した人が援助職に就くケースが多く、最近は摂食障害を始め、他の疾患からの回復者も増えてきました。

自らの病気体験が同じ病気の人の援助に役立つという自明そうに見える論理があるが、現実にはそう簡単ではありません。

ひとつの落とし穴は自分の体験を絶対化してしまう危険です。これは自助グループにも時に見られ、「私はこうして回復した。だからあなたも同じようにすればよい」と考えがちになってしまう思い込みです。

母子関係を改善したところ、娘の摂食障害が治ったので、カウンセラーになってからも摂食障害は母子関係に問題があると断定してしまうような場合。

みなさんが援助職になるときに忘れないでほしいのはむしろ少数者の問題です。病気の不安とは自分が社会の少数者になってしまったことの不安でもあります。

現在の日本社会は徹底して少数者を排除する姿勢が次第に明確になっています。精神科に来る人すべてではありませんが、どこかに寂しさを抱えている人が多いのも事実です。少数者であることと、この寂しさは通じ合います。

みなさんが現在の過食嘔吐とか、家族のアルコール問題を克服され、援助職になったとき、病気の体験は相手にも勇気を与えるでしょう。

でも、その意味を考えると病気の体験は直接生きる（活きる）と言うより、ここに述べた少数者への共感として生かされることがより大切ではないでしょうか。少数者でもいいんだ、でも少数者なりに仲間がいる、その感覚こそが、病気から回復してくるときにみなさん自身の力になったと思うのです。

みなさんが援助職に就いた後にもこの、この経験を忘れずに、そして社会全体における少数者をいかに大切にするかに取り組んでほしいと思います。

話が少し変わりますが、現在の専門家の多くは自分の知識が社会全体で本当に人々の役にたっているかを知りません。これはみなさんが受けてきた医療を振り返ると感ずるところがあるのではないでしょうか。このあたりをわかりやすく説いているのはなんと言ってもなだいなだです。なだいなだは多くの素晴らしいエッセイ、小説で知られていますが、医師としてはアルコール依存症の治療を閉鎖病棟への閉じこめ型から、患者の自主性を重んじる、開放病棟方式へ転換した功績があります。援助職に必要なのは偏った専門知識ではなく、自らの知識の限界を知ることなのです。

彼の持つ資質は過激とも思える心情と、しかし、行動においては冷静、柔軟な姿勢ですが、これが実は臨床でも大いに必要なことなのです。

あなたがなだいなだの一冊を読まれ、感じるところがあれば、精神科の援助職にむいているとすら言えます。

援助とは一応人を助ける仕事です。しかし、人を助けているうちに自分の至らなさ、傲慢さに気がついてゆくものです。世の中にはこの辺に悩まない医療者が大勢いますが、気がつかない人より、そこに悩む人の方がよほど上等なのです。これもみなさんは経験済みでしょうから、忘れなければよいのです。

失敗もするでしょう。私の出会ってきた摂食障害の人の多くは、失敗を非常に恐れていました。病気から回復する過程でも失敗をしてはいけないと思いこんでいました。しかし、病気にも仕事にも失敗は付き物です。失敗はしてもよいのです。大切なのは失敗をしないことではなく、自らの失敗にいかに誠実に対応するかです。

話を医療の現場に戻せば、医療訴訟になるケースはそのほとんどは医療の失敗そのものを批判するのではなく、失敗が判明したあとに、誠実な対応がなされなかったことに起因しています。人はその辺をきちんと見ています。

援助職に希望を持たれたら、失敗を恐れず、勇気を持って進んでください。

（補記）ナバは一九八七年に発足した、摂食障害のピアサポートグループであり、今日まで活動を続けている。

3　AA常任理事で学んだこと

アルコール依存症について語る前に、私が登り続けてきた山について語っておきたい。

私がクラスの友人を誘って山へ出かけたのは小学校六年の終わりの春休み、東京の多摩丘陵にある野猿峠であった。今から四八年前、多摩動物公園が開園した翌年だったが、まだあたりは静かで、手軽なハイキングコースとして知られていた。

峠に着くと、地元の小学校の教師二人連れがいて、写真を撮ってもらい、「へぇー、お友だちで来たの、いいわねえ」といわれた。

その後の野猿峠はもちろん、車の走る舗装道路の一角になってしまい、今は鋼鉄の標識だけが残る。中学三年で登った八ヶ岳の麦草峠は、ここもまた自動車道路が走り、思い出のなかだけで登る山となった。三里塚牧場は来るべき空港も知らず、馬が駆けていた。多くの奥多摩の山々、山ではないが、友人と歩いた井の頭公園、平林寺。

私の生まれ育った東京の東中野はいまや高層ビルやマンションが建ち並び、たまに生家に帰るが路地の入り口を見つけることすら難しい。駄菓子屋、本屋、学校の同級生の家であったクリーニング屋、全てが消えた。いまでも山へ登るのは消えてしまった武蔵野の風景を求め続けているからかもしれない。

一貫性のなかった私の人生で、山への情熱は持続してきた数少ない行いの一つであった。北海道から九州まで出張の帰りは必ず登る日も多かった。

最近になり、地元山梨の沢登りで道を間違え続けたときには、加齢による勘の衰えを恐れた。それでも月に一回くらいの山登り・沢登りは続け、この秋からは岩登りにも再挑戦の予定だ。難しめのルートに挑戦できるのもここ数年であろうとの予感から、登り残してきた山々、稜線に登りたいという欲が出てきた。

山登りをする人は自己愛が強いという説がある。頂上を究めた自分に満足し、陶酔に浸っているというのである。だが、私にとっての登山はむしろ、自己愛から離れうるときである。他人からの評価ではなく、自己の体力、判断力との闘いである。登り終えた快感はあるが、それを人に評価してもらおうとは思わない。

朝靄に包まれる、その清々しさである。山へ登っていない日常生活では、人の気持ちを推し量ったり、当てにしたり、甘えたり、意地悪をしたり、要するに対人配慮で策略ばかりを労している。仕様もない競争もしている。

山登りは、私にとって無条件に「好き」と言えるものの一つだ。登っているときは邪念が入らず、気持ちがいくらかは純粋になっている気がする。気がするだけなのかも知れないのだが。下界の悩みを案じると滑落しそうになる。

さて、話しをようやくアルコホリックに戻そう。私は歳をとってから医者になった。初めての常勤医の立場で福島県いわき市の精神科病院で働いていた。そこでＡＡや断酒会に惚れ込んでいるケースワーカーに出会った。なんと、病院の敷地内で月に一回であるが、アラノンミーティングまで開いていたのである。(アラノンとは、アルコール依存症者の家族の自助グループで、ＡＡとは本来一体のグループであった)。

その後、東京へ移り、八王子の精神科病院に勤務したときにもＡＡメンバーとたくさんの付き合いができた。そして、アルコホリックの回復ぶりに目の覚める思いをしていた。

ＡＡのひとの持つ透明さ、飲酒をしていた時期をふり返るにも、回復を語るにも襲って来るであろう自己正当化への誘惑にユーモアを忘れずに立ち向かう姿勢が肌にあった。自己愛を突き放す勇気。少なくとも自己愛だけではAAは誕生しなかったであろう。

恩返しの想いもあり、三年前にAAの理事を喜んで引き受けさせていただいた。AAの常任理事にはA類とB類があり、前者はアルコール依存症になった経験のない人、後者はアルコール依存症にはなったが、飲酒をやめて相当な期間が経過したが選ばれる仕組みである。

私の場合は、AAの会合にはしばしば参加していたが、サービスの経験も全くなく、いきなり常任理事なのだから、アルコホリックが一つずつサービスの順序を踏んで理事会に出てくるのとは、知識も経験も落ちる。ビジネスミーティングも地域集会も出たことがないのである。

B類常任理事の人々は日々、AAの行方を考え、文案を練り、さらに殆ど毎週末をもAAのサービスに費やしている。理事に限らず、代議員、地区委員の人々も同じであろう。私は理事会だけではなく、全国評議委員会にも三回出席し、議論に加わることが出来た。アルコホリックがAAにかける情熱は私にとって本当に感嘆であり、AAの日々のミーティングしか知らなかった私は別の側面を味わった。

理事会も評議委員会も議論は紛糾する。私の馴染んでいたオープンスピーカーズミーティングとはまったく雰囲気が異なり、ソーバー（お酒を飲まなくなってからの期間）十数年の人が年中穏やかな人とは限らないことを知った。しばらく戸惑ったが、やがてここでのもめ事とAAのミーティングでの和やかさが同じものだと納得が出来るようになった。

ＡＡがいつも平和とは限らず、その必要もない。私も議論には熱くなる方なのでときに激しい議論を楽しんではいるが、ＪＳＯ（ＡＡのセントラルオフィス）だけでも年間予算四千万円を超えるＡＡのサービスを維持するのは並大抵の尽力ではないと知った。

山でも都会でも人間の出会うもので最も恐ろしいのは動物ではなく人間である。北海道の山でも羆（ひぐま）より人間の方が余程、危ない。羆の社会に組織犯罪はないし、サラ金もない。だから私は人間に至上価値を置きそうになるヒューマニズムに組みしない。

モーツァルトやブラームスの作り出した音楽はこの上なく美しい、そして人間の愛も美しいかもしれないが、人間ほど残虐で醜悪な動物もいない。それは巧妙に人類の「知恵」を用いる現在の戦争、じつに多くの「内戦」が示している。この観点からは人類のスピリチュアリティーは進歩など全くしていないと思わざるを得ない。

人間は人間以外に多くのものを作ってきた。芸術も戦争も国家も人間が作った。人間は自らが作ったものに感動し、脅え、争う。

わたしはなだいなだに倣って、神は人間の作ったものと信じている。アルコホリックは人間が作った病気だが、回復するためのグループ、ＡＡも人間が作った。不思議といえば不思議な気がするのである。そして、そこに争いや諍いがあって当然と思えるようになった。

戦争といじめと拷問は相手が対等ではないとの前提で行われ、可能となる。しかし、ＡＡにそれがないのは幸いである。

第12章

正解を求める強迫——摂食障害で看護との対話を考える

1　窮屈な食卓

ある摂食障害の人が言っていた。

「友だちと会って食事をするときは、お互いにつまみ食いするのが楽しい。そんなときは食べたあと吐かないですむ。でも、家では一人ひとり食べる皿が決っていて、人のものに箸を出すとおこられた。そして食べたあと、吐いてしまう」

この食卓の窮屈さ。家庭は禅寺の修行ではない。一人でひっそりと食べる食事もたまにはいいだろうが、それは大人の楽しみである。子どもはやはり、大勢でわいわい喋りながらの食事を楽しみ、つまみ食いや互いの皿をつつきあうのは侵されざるべき文化であると思う。食事はお互いを食べ合う場でもある。ところが、ここに述べた家庭では、食事が互いの交流の場ではなく〈隔離〉の場になっている。

別の人が語っていた。

「家に帰ると、ぴーんと張りつめた雰囲気がいやで、学校の帰りはいつも寄道をした。そのことは家の誰にも言っていないし、友だちももちろん知らない」

「父のお酒、おばあちゃんのことで母は機嫌の悪いことが多かった。おばあちゃんの性格もよくないけど、母も少しやり過ぎだと思っていた。母に言いたいこともあったが、これ以上母の機嫌を悪くしてはいけないと思って黙っていた」

別の人。

「学校の悩みも母をこれ以上困らせてはいけないから、言わなかった。父はほとんど話したことがないし、関係ない」

発症原因という意味では決してないものの、摂食障害の人の苦悩の一つは、その人の持たざるを得なかった、〈家族へのイメージ〉を巡る葛藤にあると私は考えてきた。摂食障害の人は自分を責めたり家族を責めたりする。誰かのせいにしたくなるときも多い。理解者であるはずの母に「八つ当り」をすることも多い。私の考えでは、「八つ当り」は子どもが親に対して行う、いわば通過儀式の一つで、子どもゆえの特権だと思う。訳もなく当るのは親しいからこそ出来る。八つ当りすら出来ない親子関係は寂しいと思うが、摂食障害の人の話を聞くと、「そんなこと、怖くて出来なかった」と振り返る。

子どもが当ってきたとき、「はい、分りました。そのとおりです。」と腰を低くするのではなく、相手の気持をぐっと受止める。有体に言ってしまえば、病気になった悔しさを共感を持って受止める姿勢で充分なのだが、私の見てきた摂食障害を抱えた家族にとってはこれが難しい、あるいは既に難しくなってしまっている。

摂食障害の人にはたしかに「太りたくない願望」があるかも知れない。体重が三〇キロになってもまだ「太っている」という〈認知の障害〉があるかも知れない。それらは診断基準の一部でもある。

だが、それらの〈症状〉がどのようにして消えてゆくかを観察すると、どこかで家族の問題に突き当る。本人の育った、紛れもない〈私の家族〉のなかで、病気の悔しさ、誰のせいにしたらよいのか絶望的になってしまうような悔しさが共有され、家族が病気と病者を受入れ、静かな旅に出るとき、「太りたくない願望」があったとしても、それは「太るのはいやだけど、少しはいいや」となり、体重の回復する自分を許せるようにもなる。そうして、摂食障害は回復の希望が見えてくる——そう私は考えてきた。

2　家族の持つ負い目

摂食障害の治療・回復にとって家族は、この意味で最大の味方である。本人が治療場面に登場せずとも、家族を見ているだけで、本人の病状がすっかり改善してしまう事実は、アルコール依存症の臨床家にはよく知られてきた。

摂食障害においても同じ経験を私はする。後述する、私たちの運営する摂食障害の家族の会を続けていると、本人が「診察」に現れなくとも、家族の会合の積み重ねだけで、本人の病状が大きく快方に向うことを共有してきた。

家族が病気を理解することは、精神科の病気一般について本人の病像に想像以上の変化を与えるが、その度合は、摂食障害やアルコール依存症において、著しいであろう。病気のイメージが家族で共有されるだけでも本人の内面に大きな違いをもたらす。すぐに理解が難しいとしても、理解しようとする家族の努力だけでもよい。その姿勢の変化は確実に本人に伝わる。

逆に言えば、家族と本人とのあいだでいつまでたっても摂食障害のイメージについて争いというか、〈紛争〉が絶えない家族は治療が息苦しくなる。

このような意味で、摂食障害は、〈家族の病気〉であると私は思う。

私が『摂食障害の家族へのアドヴァイス』（住吉病院発行）を書いた動機にはここまで述べてきたような経験があった。いくつか心がけたことは目次からも読みとっていただけるかも知れない。病気への理解もさることながら、私は家族自身が気持をいささかでも楽にする必要を説いた。それが結果として子どもを楽にする。子どもが発病すると、親、特に母は育児の歴史をどこかで悔む。

「あのときの愛情が足りなかった。あのとき、気持を聞いてやればよかった。叱らねばよかった」

悔いることはよい。だが、悔いや負い目を行動の軸足にしてはならない。だから私は次のように考えたし、現在も同じである。

「子どもについて負い目のない親はいないでしょう。子どもが病気になれば負い目はきつくなります。しかし、負い目の余り、子どもの言いなりになることは、今度は子どもの側に負い目を作ってしまうことになりかねません。

〈私に負い目があるから、今になって私のいうとおりにしてくれるんだ〉と解釈されては対人関係は育ちません。負い目の作り合いは不幸な人間関係です。

家族が過去について負い目を持つことはやむを得ませんが、負い目は自分に対して感じるものであり、相手に感じさせるものではないと思います。子どもはむしろ、負い目を感じさせないくらいの強さを大人に求めているのではないでしょうか。

負い目によって欲しいものを手に入れた子どもは、負い目のない愛情を信じられなくなるのではないでしょうか。親が示すべきは、現在の偽りのない愛情であり、その現在が確実に過去となって積み重なってゆくものなのです」

このような負い目の背景には、母が病気の責任者として自責感に苦しんできた歴史がある。母親の愛情不足説は一見分りやすく、人間は犯人を見つけると（見つけた気になると）あとからいろいろな理由を貼り付けて、すべてを分ったような積もりになりやすい動物であるから、害も大きかった。この点については、医療者の責任も大きいと思う。

父親の方は概して、母親と対照的に「そのうち治る」と事態を楽観している向きがある。背景には、自らが深入りしたくないとの消極姿勢がある。

私の勤務する病院では、一九九九年から、摂食障害の家族の会「マーサウの会」を開いている。月に二回、火曜日の夜、七時から二時間ほど、家族だけで集る。司会は私と臨床心理の女性が交互に務め、家族の悩み、気持を話し合う。司会者も言いたいことを言い、智恵の交換を目指す。

幾年も休まず参加の家族もいるので、同じ人と何十回もおしゃべりを続けている計算である。二〇人を超えるときもあり、一年ぶりに参加の家族もいる。

私が家族へのアドヴァイスの本を書き、家族の会を開き、家族との時間を共有するよう努めているのは、摂食障害の回復にとって家族の大きさを感じているためもあるが、同時に、わたし自身の年齢もある。

二〇代の医師が、家族会を開き、家族へのアドヴァイスを述べれば、また新鮮ではあるだろうが、「親の気持は違うんだ」と反論されてしまうかも知れない。もちろん、私が親の立場に立つのではなく、本人の代弁をする機会も多いのだが、それは「子どもに追及される親の気持も分る」下地を持っての話であるかも知れない。このようにわたし自身の年齢、親の経験をまったく切り離しての臨床は出来ないし、しようとも思っていないが、それが私の限界である。

3　すれ違う家族・子どもと出会わない家族

本人と家族とのあいだで折合いがついてくると、たとえ本人に食べ吐きなどの症状が残っていても、家族全体は楽になってくる。家族を支配していた緊張もゆるみ、食卓の交流が復活する。当り前だが、家族への接近が常に順調とは限らない。一つの家族にはその家族の歴史があり、そう簡単に雰囲気が変るものではない。家族会に一度か数回の参加で、姿を見せなくなってしまう家族もある。久しぶりに「マーサウの会」にやってきた家族が、会の継続を喜んでくれるときもある。

家族が私たちの方法に共鳴しないからと言って、本人が回復に向わないのでは決してない。原家族にさよならをして飛びたった人もいる。

だが、家族との心理的な折合いがつかない限り——少なくとも思春期を終っていない人については——回復は容易でないと私は思う。

ある人が言っていた。

「一度、親をあきらめられたと思ったが、違った」

それくらい、親は心に食込んだ存在である。また、このあたりの親子関係とそこからの脱出は、当然ながら摂食障害独自の問題なのではなく、思春期を経過するすべての子どもの課題である。

どのような家族が私たちとすれ違ってしまうか。二つの類型を考える。

一つ目の類型として、「もう全部分っています」の家族がいる。

摂食障害、あるいは家族の関係に関する本はたくさん読み、反省もした。しかし、結局は本人が治そうと思わなければだめだとも分った。先生＝大河原の本も読んだ。異論はないが、家族会を始め、家族として出来ることはみんなやった。ほかの家族もしっかりしてほしい。

こんな感じである。一、二回はほかの家族を励ましに参加するが、そこでおしまいになる。子どもはいう。「そうなんですよ。うちの母はいつも、分ったつもりになるから困る」

アルコール依存症の自助グループであるAA（アルコホリクス・アノニマス）は、酒をやめてもずっと通い続ける。酒をやめていても、毎回のミーティングに一つの宝物は落ちているとの希望からである。酒をやめ始めた仲間、もう一〇年もやめている仲間、その人たちの話を聞き続けること、同時に自分たちの経験をあとからやってくる仲間に伝え続けることの大切さを知っている。

二つ目の類型は家族会と治療者につねにハウツーを求めてくる家族である。

過食をするとき親はどうすればよいのか、止めた方がよいのか、黙ってみているのか。学校は休ませるのか。過食をしながらアルバイトはさせてよいのか。親が悪いからこんな病気になったと言ってくるときどう答えればよいのか。「あなた達は離婚した方がよい」と言われたときどうしたらよいか。

それぞれの場合により適切な対処はあるだろうが、何よりも家族が理解すべきは「絶対の正答」はないという事実である。食行動一般への、親の介入は勧められないが、それでも、止めざるを得ないときもあるだろう。一日、一万円の過食をされて放っておくのもどうかと思う。

子どもにきつい批判をされてどう答えるか、そこに「正答」はないのだと知らねばならない。正答を見つけ、正答でしか対応してはならないという、親の側の思いこみと強迫こそが、関係をさらに緊張させる。自らが正解を求める家族は、恐らく子どもにも日々の生活で「正しい行動」を求めてきた可能性がある。

私たちの家族会は、一つひとつに回答をする会ではない。家族が試行錯誤を繰り返すうちに、家族自身が納得する回答を見つけてもらう会である。

ハウツーには際限がない。質問はいくらでも作ることが出来る。

冊子ではいくつもの箇条書のようなアドヴァイスを書いてしまったが、それはハウツーから離れようとする試みであり、家族の大まかな〈楽さ加減〉を書いたつもりである。摂食障害に限らず、日本の家族が抱える、〈幸福への強迫的追求〉にも触れた。だから、冊子は日本の家族への希望でもある。

また、これは私の提出した下書であって、家族が考える素材に過ぎない。私の書いたアドヴァイスを読み直してゆく努力こそが私の求める家族である。

本人、家族から質問を受けるとき、私はその質問の重さを考える。どちらに転んでも大きな差のない問題に悩んでいるときがある。そのときは、その差の小ささを考えてもらう。それを納得するだけでよい。

正解を求めるのは、失敗を恐れる姿勢と表裏である。

余談になるが、現在の学校教育を貧しくさせている最大の要因は、子どもたちに「ひとつの正解」を求める姿勢であると思う。漢字の書方、送りがな、択一式の問題などからは、世の中で人々が遭遇する問題には、多くの正解があり得る、そして、正解のない問題こそ多いのだという〈正解〉が伝わらない（漢字には歴史的に見てもいくつもの書き方があるという事実すら学校教育では無視され、細かなハネ、縦棒が突出すか否かなどに神経を使っている）。

人々が生きてゆく上で実りあるのは、正解を求める強迫なのではなく、その人にとって大切な〈問題〉を発見し、探求する姿勢なのである。

家族から質問を受けたとき、取り返しのつかない対処行動、あるいは明らかに本人を傷つける行為であれば、私は遠慮なくいう。だが、問題はまさに、何が取り返しがつかない、あるいはつきにくく、何がそう重要ではないかとの判断なのであり、何を失敗として受止めなければならないのか、何を見過すだけでよいのかの判断である。緊張を孕んだ家庭はこの区別が難しい。

現実の人生は失敗の連続である。しかし、取り返しのつかない失敗は少ない。人間が生きてゆくとき、あとから振り返り、取り返しのつかない行動はそう多くないという安心感こそが必要なのである。

摂食障害の本人も家族も、この安心を手にしたとき、ずいぶんと楽になるように思う。

すれ違う家族とは別に、「困ったなあ」と思う家族はいる。それは、本人に尊敬の念をもたない家族の人々である。

4　子どもへの尊敬

子どもが親との距離を取り、「この程度の親だったんだ」とひとつのあきらめを知ることは、やむを得ないというより成長に必要な過程ですらあるだろう。

逆に、親が子どもに対し、「この程度か」との感慨を易々と持ってもらっては困るのであり、親には心のどこかで自らの子どもに対し、尊敬の念を持ってもらいたい。もしかすると、それが子育てでもっとも必要な事柄ではあるまいか。子どもを尊敬できているあいだは子育てに失敗はあるまい。「親ばか」を支える心情はここにある。

親から子どもへの尊敬とは方向を逆にした、子どもに対し、親への尊敬を（暗にであっても）強要する家庭はひどく圧政的であろうと思う。

5　正解のない看護

看護が摂食障害の人と出会うのは入院が多いだろうが、私が摂食障害の入院をひき受け始めた頃はいくつもの質問がやってきた。

「どうしてそんなに痩せたいのかしら」「時代の影響かしら」「やはり家庭の問題ですか」

私は摂食障害の人の入院治療にはもともと消極的であった。

家族から切離され、本人だけが自らの病気との直面を迫られがちな入院治療は、気乗りがしなかった。この病気を抱えた人が持ちがちな罪責感をかえって強める可能性を恐れ、家族のほうも入院によってホッとしがちな場合があり、それはあまり治療的雰囲気ではないだろう。

摂食障害というといろいろの可能性を考える前に、最初の選択肢として「入院」を志向する病院もまだあるようだが、それは病者への思いやりと背景への洞察に欠けているのではないだろうか。

東京女子医大内科の堀田眞理先生は摂食障害に対する「とりあえず入院」の弊害を説いていらっしゃるが、まさにそのとおりであると思う。

それでも、現在の私のように同じ病院で長く摂食障害を診ていると、口伝えの患者も増え、本人が入院を希望するケースもそれなりに出てくる。この間は続けて四人もの入院があった。

多くの場合は一週間ほどで「うちへ帰る」と言ってあっさり退院してゆく。摂食障害の人はどのような場合に入院を求めてくるのだろう。

最も多いのは、家族との関係が行き詰り、「病院でゆっくりしたい」と語る場合である。生まれ育った家族のあいだではもはや休めなくなり、本人がそれを強く自覚している。家族のほうは、「そんなに家庭がいやなのかしら」と辛い感慨のときもあれば、本人の過食嘔吐を見なくてすむので、「正直ホッとした」という場合もある。その正直な心情は受け止めねばならない。

食べ吐きはするほうも辛いが見ているほうも辛い。病気とあきらめ、直接の批判はしなくなったとしても、何とかならないだろうかとの思いは本人に伝わる。あるいは過食嘔吐についてはあまり衝突がなくなっても、それ以外の家族関係でどうにも家にいることが鬱屈としたものになり入院を求めてくる。

どの道、私の病院での（私が受持つ）入院は、本人が疲れ果て、波止場を求めるようにして依頼されたものである。家族が「入院して治せ」と言い、本人が仕方なしに承諾する――といった入院は、私の場合あり得ない。私は断固本人の味方になり、摂食障害の回復は、そのようにして本人の嫌がる方法を採るべきではないと説明するであろう。

私が看護に求めることは、家族に求めるものとさして変りはない。

入院してくる摂食障害の人がほとんどいなかった数年前は、勝手が分らず、つい腫物に触るようになってしまう看護もあったが、現在はそのような危惧は消えた。入院と共に過食や嘔吐を強引にやめさせ、ご褒美を与えるような、悪しき「行動療法」に批判的な私を知り、本人の過食や嘔吐をあまり観察しない方がよいのかという質問もしばしば受けた。

私の考えでは、摂食障害の人はいやな経験をたくさんしてきたが、それをあまり言えなかった人たちである。したがって、入院生活に限らず、相手＝患者の嫌がることはなるべくやめようとの方針はある。その意味では、食行動は生命の危険がない限り、見ないですむならそうしたい。この病気で観察と監視の区分けは難しい。しかし、あまりにほかの患者の迷惑になるなど、見ざるを得ない場合も出てくる。

　つまり、家族の対応で述べたと同じで、普遍的な「正解」はなく、正解ばかりを求めると看護は息苦しくなる。逆に言えば、私が病棟で困惑しかけるのは、「こういう対応で正しいですか？」と繰返して正解を求められるときかも知れない。

「正しい対応」に追われるよりも、いま係わっている患者とのあいだに、いくつもの問題を発見してゆく作業の方がはるかに大切だと思う。幸い、私の病院ではそれが出来ている。仮に、「正しい対応」があったとしても、それは時々刻々変化するかも知れない。臨機応変である。しかし、日本の看護教育では、この臨機応変があまり評価されていない節があり、それは私の不満である。

また、摂食障害の看護は、看護＝患者関係においても、失敗の経験が大切だと思う。敢えていえば、看護を含めた治療において、治療者が示す（くどいようだが、取り返しのつかないものではない）戸惑い、試行錯誤、失敗を余裕を持ってみられるとき、患者は少し楽になり、対人関係の幅が出来る。

このような視点は、決して摂食障害の看護に限って言えるのではなく、統合失調症、アルコール依存症の看護にも通じるのだと言いたい。

看護の現場は、実に多くの「大差のないこと」に悩み、問い合せをしている職場であると思う。「何で、食べ吐きなんかするのだろう。私には分らないなあ」というのは初めて接するときには普通の反応だと思う。「私の時代には考えられなかった」という人もいる。それでよいと思う。

本人の症状への困惑が過ぎ、生活史を知ると、ときには「こんな家庭では摂食障害になるのも仕方ない。子どもが可哀想」との感想がでて、共感が一挙に本人に向うときがある。家族の歴史に詳しい私のカルテの影響もあるだろう。

自分の家庭に自信を持っているひとにありうる反応かと思う。育った家庭というより、自分の作った家庭に対する自負の表明であることが多く、その感想はひとつの「いきすぎ」かも知れず、私はそれが本人への共感と言えるか少し疑問である。

自分の育った、あるいは作った家庭に自信のありすぎる医療者はどうかと思う。アダルト・チルドレン、つまり育った家庭に自信のない人の方がかえって、自然な共感の湧くこともあるだろう。

摂食障害がどのような病気かを知るには、本人のグループか家族の会に継続して出席するのがもっとも誤解のない道であると思う。アルコール依存症を理解しようとする際に医療者に求められる努力と同じである。

アルコール依存症では既に看護でも共通の理解となり、私の病院でもアルコールセンターの看護者は積極的に自助グループに参加している。しかし、摂食障害となると、当院で開かれている「マーサウの会」に定期的に参加する人はほとんどいない。

摂食障害かそれに近い状態を自らが、あるいは身近に知った女性看護者はかなりいるはずなのだが、どうも私たちの会は近寄りにくいらしい。

だからといって比較的若い女性看護師が摂食障害に無関心なのではなく、かえって近く感じるからこそ、距離を取っているのかも知れない。

看護者が摂食障害の人の看護に戸惑うもうひとつの理由は、摂食障害が入院をきっかけに大きく回復してゆく病気とはいえないためであろうか。つまり入院中の変化をあまり見る機会がないので関心を持ちにくいのであろうか。

入院中に食事量・体重・食べ吐きなどを細かに観察・監督し、行動制限をかけてゆく方法を私が採らない、つまりそのような事柄で患者を看護の接点を望まない方針も影響してはいるだろうが、入院そのものがきっかけになりにくい病気の性質もあるのだろう。

アルコール依存症の外来治療はすっかり根付いているが、入院生活のなかで大きく変化する姿は、依然としてアルコール医療の深い面白さであると私は感じている。

その点、摂食障害は看護には少し〈遠い〉病気であるかも知れない。だが、人間の成長と回復、家族との関係などから見れば、貴重な視点を与えてくれる病気でもある。入院中に、看護から人間的な交流を得られた、ホッとする空間をもらったといって、家庭に帰ってゆく人は大勢いる。

波止場としての入院という観点からは、それで充分だと私は考えている。

第13章

鶴見俊輔の教え

1　サークルの中の出会い

私は「自らの行動に言い訳をしない」姿勢をアルコール依存症の自助グループであるAA(Alcoholics Anonymous)の人々とのつき合いから学んだ。自分が挫けそうになったとき、私はいつもそこへ帰るように努力をする。いつもとはいかないが、しばらくして落ち着きがやってくることがある。

「自らの行動の言い訳をしない」、それは四〇年間、折々に鶴見俊輔の話を聞き、私が感じ取った、彼の態度でもあった。鶴見俊輔とAAのどちらが欠けても、今日の確信には至らなかったと思う。

鶴見俊輔の教えは私の臨床医としての生活に深い地点で指針を与え、教えは滲み通った。言い訳を慎む態度は自己正当化に距離をおく姿勢に通じる。鶴見俊輔は自伝を書かない理由として、

「自己正当化への誘惑に負ける可能性」をつねにあげてきた。多くの聞き書きをリードしてきた黒川創のいうとおり、これだけ沢山の聞き手に自己史を語って来たのだから、長大な自伝を書いてしまったようなものだとは思うが――そして、栗原幸夫が違和感として語るようにときに自己を語りすぎてしまったと私は感じるのだが――そこに「紙一重」の差があるのだろう。紙一重の大切さはこれも鶴見さんから習った事柄だ。おなじ自由主義者の転向でも紙一重の差があり、そこに意義を認める。

鶴見俊輔の著作にあって「晩年」がないのは、いつまでたっても、「自己正当化」が到来しない態度に由来すると私は思う。山田稔によれば、回想とは「過去の自己の生涯との和解の上に立ち、自己および他者への寛容さを基調とする」(『生存者の悲哀―イリヤ・エレンブルグ「わが回想」』)

このような回想の気分を相容れず、長大な自伝を書きつつ、自分の生涯に不満を抱き続けざるを得ないイリヤ・エレンブルグを語る文脈においてである。鶴見俊輔の回想もまた、上の定義には当てはまらないだろう。エレンブルグの不機嫌さとはまったく違った方向ではあるが、鶴見俊輔は老いと耄碌に関心を寄せたが、自身の思考は老いなかったと私は考える。「晩年」を感じさせないのもう一つの理由は、自らの不良少年に水をやる作業を忘れなかったからだと私は思う。「私はたまに自分の不良少年に水やりをするのを忘れないようにしているんだよ、ははは」

愉快そうな鶴見俊輔の顔が浮かぶ。

☆　☆　☆

一九七二年三月下旬、東京・飯田橋の南側の線路際にあったビルの狭く薄暗い階段を登ると、「思想の科学社」の看板がかかり、扉を開けると「記号の会」の面々が七、八人ほど集まり、そこで初めて「思想の科学」、より正確に言えば「思想の科学研究会」の人たちと出会った。少し遅れて到着した鶴見俊輔は向かい側に座る上野博正を見つけると「今度の会長は気違いだからなあ、はははは」と愉快そうだった。

この日が、私にとって「思想の科学」との出会いであり、鶴見俊輔と上野博正の二人に同時に初めて会った日でもあった。翌日には同じところで「集団の会」の会合があり、そこにも出席した。

「記号の会」では石川淳の文体の話になり、私が「石川淳はあるときから、翻訳をする必要がなくなった」と生意気にも述べると、鶴見俊輔は、私（大河原）の理解は事実と異なり、二〇世紀の詩人たちは翻訳から自らの文体の基礎をすら取ってきている、それが彼らの文体を作る力になっていると、私を諫めた。初参加の会合で鶴見俊輔によくも大胆なことを言ったものだと思い出すだけで恥ずかしいのだが、その恥ずかしさを隠さずに書いておきたい。

丸山睦男さん、佐々木元さん、天野正子さん、渡辺一衛さん、山下和久さん、寺井美奈子さん、渡辺喜蔵さん、阿伊染徳美さん、五十嵐良雄さん、熊谷順子さん、長岡弘芳さん、伊藤登志夫さん、小林トミさん、伊藤益臣さん、市原正恵さん、大沢真一郎さん、二つのサークルとその近辺で多くの人と出会った。はるか遠方であったのにいつしか知り合いとなった北沢恒彦さん。みな、私より一回りか、それ以上歳上であった。同年配の人もときに現れたが、水が合わないのか殆どが数回でサークルを離れていった。

「転向研究会」の面々の多くはこの時期、一休みして冬眠に近かった。

なぜ、その人たちの名前を一人ひとり挙げるかと言えば、私がこれから恩を述べようとする鶴見俊輔はその人たちの構成したサークルの中で出会ったのであり、「思想の科学」という――私にとってはあくまでも一つのサークルであった――サークル抜きには考えられない出会いとつき合いであるからだ。もちろん、私が一方的に恩を受ける立場であったのだから、「つき合い」というのは口幅ったい、間違った表現であるのだが、もう一歩進んで言うと、「つき合い」という表現を許す地点に、「思想の科学」における鶴見俊輔はいた。そこに彼の大きさもあったと四十年を経たいま思う。

「サークルではお互いが有名人なんだよ」。これも鶴見俊輔の言葉であった。

名前をあげた人たちのうち、七人が平均寿命に届く前に亡くなり、そのうち二人もが自死であるのは辛い事実だが、「思想の科学」で知り合った誰もが死が訪れるまで「思想の科学」を離れなかった。

もし、「思想の科学」経由ではなく、鶴見俊輔と出会っていたならば、私はかなり違う鶴見像を持ち続けただろう。一九八〇年代、菅孝行などの鶴見俊輔論が幾冊か出版されたとき、上野博正は「つきあいの中の鶴見さんは違うんだ」と語り、つねに違和感を表明していた。

上野博正と鶴見俊輔のつき合いは我々とは深さが違った。上野博正は既に開業医であったが、同時に「思想の科学社」の社長を長年勤めていた。社は雑誌『思想の科学』の刊行母体であり、細々と単行本も出版していたが、経営は楽ではなく、毎年の赤字を補填するのは上野博正と鶴見俊輔が主であった。上野博正は、彼が命をかけていた『思想の科学』の出版に対し、税務署から「開業医の税金対策」と嫌味を言われることに怒っていた。

ある時、経営問題で上野博正と鶴見俊輔の意見が食い違い、しばらくして「仲直り」をした。そのとき、鶴見俊輔は上野博正に「思想の科学にはあなたみたいな、私と同じ気違いがいるから楽しいんだよ」と笑ったと聞いた。

私は日常の臨床でもふと、決して一般化をしてはならないと思いつつ、「狂っている」人間の豊かさを思い出す。鶴見俊輔が徹夜で漫画を読む話になったとき、いささか驚いた私に、「本を読むのは命懸けですよ」と語った。そこに彼の狂気を感じた。

上野博正は、鶴見俊輔の狂気に対し、「俺は負けないぞ」と唱え続けた無二の人であった。

☆　☆　☆

私がその人の著作を繰り返し読んできたのはなだいなだと鶴見俊輔である。なだいなだは職業としての精神科医を超えて視野の深さと柔軟さで魅了し、対話形式で思索を深める日本では珍しいアートを持っている。それでも、わたしがなだいなだと同じ職業を選んでいなかったなら、これほど親近感を持って読むことはなかったと思う。なだいなだは精神科医にもこのような人が存在しうるとの希望であり続けた。
なだいなだが「とうとう書いてしまった」と自ら表現する『神、この人間的なるもの』は宗教者から猛反撃を受けてもよさそうな本だが、真実を突きすぎたためか、反論が一向に出なかった。その本によれば、人が宗教に入る最大の理由は人間関係だ。人がどの宗派に属するようになるかは、悩みを抱えたその人に接近した人がどの宗派に「たまたま」属していたかによってあらかた決まるのであり、いろいろな宗派を比較検討して宗教に入る人はほとんどいないだろうという推論である。

一旦、入った宗教は抜けにくいものとなる。そこでの教えが唯一の真実に見えてくるからだ。鶴見俊輔が繰り返し述べてきた「マルクス主義はキリスト教の一派である」は自らを真実の側におきたい衝動を指している。全てではないだろうが宗教や学生運動の狭さはここにある。「真実は我にある」との呪縛から逃れない態度を不自由なものだと考えない姿勢である。

「思想の科学」での人々のつきあいは、なだいなだの推論、あるいは鶴見俊輔の指摘からどの程度自由だろうか。

ひいき目かも知れないが、戦後の「思想の科学」とそのサークルは、思想と人々とのつきあいが幸福に絡まり合った時期であった。そして「真実」への衝動からはいささか自由であったと信じる。

2　誉めること・フィクション

鶴見俊輔は大きな論文だけではなく、発行部数のわずかな本、小さな雑誌・同人誌などに書いた文章を拾い、当の相手も予想できない視点から、相手をほめあげ、大きな思想の流れの中の位置を付与する作業を続けて来た。一度、目に留まった文章を忘れない。

鶴見俊輔が人を誉めるとき、その人自身にとっても意外であり、そんなに凄いことを言ったのだろうかと、みずから不思議に思う経験を持った人は多いだろう。相手にフィクションをかぶせて誉める。それは鶴見俊輔自身の持つ、壮大な井戸に相手が飲み込まれ、誉められた側より誉めた側に数倍の力があることが確認される時間でもある。

私は鶴見俊輔から誉められた経験が、すくなくとも直接にはほとんどない。その結果もあると思うが、私自身はむしろ「誉められよう」とする衝動そのものにブレーキをかけることを覚えた。鶴見俊輔が人を誉めるときにはひとつの物語が作られる。けなすときには物語が作られないのとは対照的である。物語性はフィクション性でもある。

フィクションとは「嘘」、少なくとも数学で証明されるような嘘ではない。フィクションは物語を持っている。それは別の表現で言えば、感動を伴っていることでもある。私がアルコール依存症からの回復物語で語りたかった「物語性」はここを指している。感動を伴わなければ、フィクションは勘違いで終わる。

一つの例として竹内好の戦争発言を考えたい。太平洋戦争が始まってから、これを肯定する文章を書き、戦後もその文章を削除せず、そこからの反芻を続けた竹内好を高く評価する鶴見俊輔の姿勢は「フィクション」の深い例だと思うからだ。

「私は、大東亜の文化は日本文化による日本文化の否定によってのみ生れると信じている。日本文化は、日本文化全体を否定することによって世界文化とならねばならぬ」（『「中国文化」の廃刊と私』）

これは昭和一八年に、竹内好が中国文学研究会を解散するに際して発表し、敗戦後も自らの文章として排除しなかったとして、その姿勢を鶴見俊輔から高く評価された文章だ。アジア解放のためには、日本という文化・国がなくなっても良いという考え方・覚悟を含み、アジアの盟主としての日本を否定する契機が含まれている。さらには、日本が植民地としての朝鮮を放棄し、日本は破壊する地点までを見通していると評価する。（『アジアが生みだす世界像』）

私はそれはフィクショナルな一つの深読みであると思う。竹内好は中国文化への愛と日本文化への愛を保ちつつ、国民が持ってしまうナショナリズムを疑いえず、その発展的融合（？）は考えたかも知れないが、ナショナリズムそのものの霧散を考えてはいなかったと思う。また、「日本軍」の敗戦の見通しを視野に入れていたかは疑問だと私は思う。

だが、鶴見俊輔のフィクションは一つの文章、行いから無限に近い、時空を越えて過去から未来に開かれた可能性を引き出す玉手箱でもある。

桑原武夫は「自分に不利なことを平気で言う人」として、鶴見俊輔が天才である所以としたが、私は「フィクションの豊かさ」をもって天才の定義としたい。フィクションの豊かさは後に述べる長田弘の鶴見俊輔＝詩人像に通じる。非合理なものへの偏愛。（最後に述べたいが、鶴見俊輔と共通する視野を持っていた中野好夫との差はここにある）。

虚構の深さは鶴見俊輔自身が昔から意識していたことである。たとえば、カナダで出会ったモーホーク族の酋長（元ボクサーでもあった）が「フランクリンがモーホーク族のデモクラシーに注目し、それをフランスに伝えたのであるから、フランス革命の源流はモーホーク族にあるんだ」といい、鶴見は歴史に対する見方として高く評価している。

それは伝記『髙野長英』の手法でもある。史実を細かく追いつつも、髙野長英の残した「伝説」に人々の真実が含まれているとの立場から、この本は一貫して長英が残した伝説に拘る、伝記としては珍しい体裁を取っている。人々が髙野長英をどのような語り継いだかに焦点を与えた。「民衆に影響を与える思想的伝統は、盤根錯節して相互作用をはっきりえがくことはむずかしい。誤伝、虚伝をとおして、さまざまの考え方と感じ方が複合され、うけつがれてゆくものだろう。それらを信じうる少数の史的事実に復元することによってでは、人間をうごかす思想の力は計り得ない」

「歴史上の実在としての長英には、ついに実証的方法としてはたしかめ得ないところが多く、長英が各地にまきちらしたうわさの種の中に時代を超えて生きる長英の力がやどっている。長英は彼とともに生きるものたちの中にいると言えよう。著作の中にいるとも言えず、歴史上の記録の中にいるとも言えず、記録の辺境にある人物として髙野長英は、彼特有の魅力をもっている」（『髙野長英』）

鶴見俊輔は『アメノウズメ伝』が自己の傑作だと称したが、私は『髙野長英』こそが、伝説の闇に紛れて歴史を浮遊する、彼自身の理想像を託した無二の物語であると思う。

鶴見俊輔を愛読する一人の友人が言った。

「竹内好と鶴見さんはそれぞれ、中国とアメリカを内側から理解してしまったから、戦後に再びその国を訪れなかった」

鶴見俊輔は戦後、米国の大学に招かれ、実際に渡ろうとしてビザを拒否され、そこから「再び、あの国を訪れない」という態度を決めてゆく。従って戦後間もなくの鶴見だけを考えれば、この友人の考えは事実に反する。だが、鶴見俊輔が米国領事館からビザを拒否されてからの行動とその変化をも視野に入れると、この指摘は当たっている。人は一つのきっかけに遭遇すると、自らの内に隠れていた行動の指針を発見する。真実とは細かい事実を並べていっても現れない。虚構に踏みいってこそ現れてくる真実もある。「嘘から出たまこと」は鶴見俊輔の愛するカルタだ。

虚構への関心は飛躍でもある。プラグマチズムの祖の一人であり、難解な哲学者と考えられていたチャールズ・サンダース・パースと長田弘を結びつけたのは、鶴見俊輔であった。

3 個人としての悪人と国家の悪としての冤罪

鶴見俊輔の持ったフィクションへの好みは、私が間違っているかも知れないのだが、冤罪にたいする相対的な言及の少なさを生んだ気がする。フィクションは相対的には事実性を争わない姿勢を持つ。だが、現実の世界は事実を争わねば命に関わる事件もある。冤罪は現在の日本で再生産され続けている、権力機構による犯罪の一つだ。

一つの例は作家・小沢信男への評価だ。

小沢信男は一九六八年に『犯罪の主役たち』を出版し、その中で、「非望　チフス菌事件」と題し、千葉大チフス事件の犯人とされた医師を取り上げ、医局人事・研究のなかで感じた孤独が犯罪の下地であったかのように描いた。当時から冤罪の議論があり、私自身は一〇〇パーセント冤罪と信じている事件だ。詳しい本も出版されている。医者の権力闘争に巻き込まれたという意味では、十年前に発生し、無実の人が無期懲役のまま収監されている仙台・北陵クリニックの事件（これも全くの冤罪である）と水脈を同じくする。

チフス菌事件の医師は獄中でも服役を終えた後も無実を訴え続け、刑期を終えた後も苦しい生活を続け、医師免許の復活を求めたが、医道審議会では反省の色なしと見なされ、医師免許の復活はならずにきた。

『犯罪の主役たち』は、「弁護側のストーリー」として、大学によるフレームアップ説を手短かに紹介しているが、「(検察側の筋書きと弁護側の筋書きを)強引にミックスして書き抜いたときに、もっともリアリティーを獲得するだろう」と、冤罪事件を多少は知る私の見方からすれば、極めて無責任な、現実には間違っている結論を導き、「(当該の医師が逮捕されてからは、チフス菌の流行が収束したので)既に(裁判の)勝負はついているともいえるのだ」と決めつけ、いい加減としか言いようのない感想で物語を締めくくっている。

当該の医師が犯人であるとの前提で、彼の「ひがみ」「孤立感」を楽しげに披露している。なんと無責任な物書きであろうか。冤罪の事実をきちんと調べることもなく、被告とされた人の人生を興味本位で描き、「今日の犯罪は、こんにちの社会がいかに病んでいるかを端的にしめす症状にほかなりません」「とりあげた七つの事件について、これまで報道された全てのニュースよりも、本書の方がより真実に近いのだ。それくらいの自負はあります」と書く。

冤罪とは事実の深刻な争いなのであって、マスメディアに報道された「事実」をつなぎ合わせれば良いというような安易な物語ではないのだ。

一般論としても、この千葉大チフス菌事件にしても、検察官と弁護人の双方の主張を「ミックス」する視点から真実などは出てこない。小沢は冤罪、権力、国家機構によるフレームアップに対する全くの無知から犯罪を描いている。その後、著者の小沢信男が謝罪したという話は聞かない。それは作家として許されない態度であると私は考え、どのような著作を発表しようと、私は著者へのわだかまりを捨てることは出来ない。

「風俗犯罪の面からみた現代日本社会のひとつのカルテ」と自己宣伝するが、犯罪にはまず、事実の細部にわたる立証が必要なのだ。「大体が事実」というような立証が現在の冤罪の温床なのである。現在も数多く発生しつつある冤罪裁判にあって、判決を下す裁判所の論理は「検察官の主張は細部に、あるいは相互に矛盾する点がないではないが、概ね信用できるのであって」と判断し、次に「被告人の弁解は信用できる部分もあるが、矛盾する部分が含まれていて全体として信用できない」と、似たような論理で逆に断定する。

犯人とされた人自身の声を直接聞く作業なしに主役を描こうとする姿勢そのものが安易に過ぎる。そのようなことは永山則夫の『無知の涙』を一読すれば理解できるであろうし、浜井浩一『実証的刑事政策論』は世間でいわれる犯罪者像と現実の差をはっきり示し、世の中に溢れる犯罪者ストーリーの虚妄を的確に論駁している。

小沢信男は『犯罪の主役たち』のあとも、『犯罪紳士録』などで、犯罪を犯した人の生活に興味があるようだが、一つでも良い、冤罪に苦しむ人とつきあったらどうか。裁判では諦めて認めてしまった事柄でも、細部で真実と異なる「自白」は溢れている。ストーリーが出来上がったと感じるときにこそ、人はそれが真実であるか、最大限の注意を払うべきなのだ。そこに敏感でなく、作家の感受性はどこへ行くのか。

過去の事件を素材にするときに、大岡昇平と吉村昭には真実への謙虚さと正義感があった。それを失えば、作家は殺人者になる。私の感覚では、小沢信男は自らが所属した「新日本文学会」

の終わり方を論ずるのではなく、自らの著作の後始末こそすべきではないかと思う。皮肉にも永山則夫の『木橋』に賞を与えたのは新日本文学会であった。

☆　☆　☆

ながながと小沢信男を語って来たのは鶴見俊輔を語るために重要な人物だと考えるからである。鶴見俊輔は作家としての小沢信男を高く評価し続けた。しかし、冤罪に無頓着な小沢信男を批判することはなかった。

誰かが誰かを評価するのに異議を唱えることが、あまり良い趣味でないことは鶴見俊輔からも教わった気がする。だが、冤罪などの国家犯罪を調べもせずに容認し、お先棒を担ぐように人を私は信用できない。それが故、小沢信男に対する鶴見俊輔の高い評価は私にとってつねに躓きの石であり続けた。

一九九〇年代からの鶴見俊輔は、ホワイトヘッドがその最終講義で述べたという「Exactness is a fake」を好んで引用するようになった。人間の生き方、論理とはそういうものだろう。だが、冤罪と闘うには人間には「白分はやってない」という「正確さ」は絶対のものである。

現在の冤罪を闘う裁判では、検察官は「多少の矛盾」を許される存在であり、被告とされた側は「完璧な無罪の証明」をすることを求められている。つまり、「正確さを極限に求めない」姿勢は個人のレベルを越えるとこのように乱用される危険を含んでいる。

冤罪に巻き込まれた人は否応なしに正義を求めざるを得ないが、鶴見俊輔の視線はあくまで

「自らに正義を持たない」点に留まるがゆえ、鶴見俊輔の徹底した関心事にはなり得なかったと私は思う。

☆　☆　☆

鶴見俊輔が小沢信男の描く「犯罪者もの」への評価が甘くなる、もう一つの理由は自らの「悪人の自覚」だろう。意識が発生した時点から、「おまえは悪い人だ」と母から言われ続け、自らの悪人と不良性は手放せない地点であるとは、鶴見が繰り返し述べてきた。鶴見俊輔の中では「悪い人だ」との自覚と、後に哲学上の立場として学んだ「私は間違っている（可能性が常にある）」の自覚が重なり、正義を主張しない姿勢を保つ原動力となった。彼は日本語の「悪人」と英語から学んだ「間違っている＝wrong」を重ねて使ってきたが、本来は違う言葉だ。もちろん、鶴見を深く支配するのは「悪」の方だろう。

私的な会話であったが「死んだときに、いい亭主でしたなんて、絶対に言われたくないね、ははは」は譲れない原点なのだろう。

鶴見俊輔は自己と重ねるようにして、阿部定や出淵熊次郎など犯罪者の生涯に関心を寄せてきた。熊次郎は四十二日間地元の村に潜み、やがて兄の与えた毒まんじゅうを食べ、死ぬ。一月を超える期間、熊次郎の逃亡を可能にしたのは、「警察と検事に代表される国家の秩序と消防組や青年団に代表される村の秩序とのあいだにあるヒビワレであった」

阿部定についても、国家の認定する性道徳に無縁に生きた人として、その主張を紹介し、尾崎秀実の弁護人でもあった竹内金太郎の一貫した姿勢を「竹内が戦時下の尾崎のために努力することにふみきった時の決断と、彼が阿部定のために弁護することにふみきった時の決断とには、一脈通じるものがある。それぞれの場合に、竹内には同時代の習俗を向こうにまわした捨て身の姿勢がある」（『私の地平線の上に』）と評価している。

このように、思想的には生涯アナーキストであった鶴見俊輔が犯罪者を描くときは、つねに一歩違えば自らが同種の犯罪者になったという緊迫と、犯罪行為と周辺がどのように国家と緊張関係にあったかに焦点が絞られていた。

ただ、鶴見俊輔にあって、凶悪と思われる犯罪者を考える過程で、自己意識としての悪人と犯罪者が重なり、犯罪者に共感するあまり、ときに犯罪者を描く側にまで評価がやや甘くなる結果を招いていると私は推論する。だが、犯罪者と悪人は異なった概念であり、現実に犯罪の多くは（鶴見のいうような意味での）悪人でも何でもない人々によって行使されている。犯罪統計をはじめ、先に挙げた浜井浩一の労作もそれを明らかにしている。

鶴見俊輔の唱える「正義感を持たない」「私は悪人だ」は個人のレベルで意味のある、（竹内好のいう意味で）革命的な態度となるが、現実の国家は自らの成立論理の中に「自分が正しい」を含んでいるから、国家を相手にするときにはつねに困難な闘いとなる。もちろん、そんなことは鶴見俊輔は承知で悪人を自認する。

「自分は悪人だ」との自己認識は実際に犯罪を犯したときには、正義を押しつけてくる国家との距離を保つ上で、有効な武器となるだろうが、実際に犯罪を犯していないものには矛盾した自己認識となる。換言すれば、「悪人」との認識は個人の心情・道徳としては成立するが、組織になったときには自己矛盾となる。

現実に国家が存在し、機能するときに、いかなる悪人といえども個人が犯す犯罪は大したことがないとの立場を私は取る。それは鶴見俊輔から伝わってきたことでもある。国家が組織としてなす犯罪は別の論理と悪を持っている。

「何人も国家の指導者ほどの悪をなしえない」と語る鶴見俊輔が、犯罪者を描いたときの国家との緊張は、小沢信男の「ドキュメント」からは消え、風俗となっている。そこに私は共感し得ない。

4 誤解する権利。理解される甘え

鶴見俊輔には『誤解する権利』（一九五九年）という単行本があり、その題名を見たときに驚いた。実際には映画批評がほとんどで、本の終わりに短い「誤解権」という短いエッセイがあり、こう書かれている。

「トクメイの批評には、あとでとりけしの必要がないからとうぜんに、誤解する権利を十分に行使する場合が多いが、トクメイではなく筆者名のある論文でも、多くは誤解する権利を行使して、論争の相手方の言説を自分で扱いやすいワラ人形にすりかえて、打ち倒して見せている」

「誤解する権利と逆に、誤解される権利というものがある。思い切った行動をさしだすということは、誤解される権利を十分に行使すると言うこととはほとんど同じことになる」

題名は「誤解する権利」だが、中身は誤解する方がしばしば、相手をいいようにすりかえているのだから、誤解される恐れを持ちすぎないという方向に内容の力点はある。

そこまでを理解した上で、正解ではなく、誤解の中に含まれるコミュニケーションを説いている。映画時評を担当し、他の評者との意見の食い違いに鶴見自身が驚いていた時期の著作である。評論などの世界で誤解はつきもので、むしろ誤解しながら相手を理解する。あるいは理解の中に誤解も既に含まれる。誤解とは正解が一つと思い込む誤解から生ずる。解答がいくつもあると考えれば、誤解の価値も減ずる。

人は「誤解される」ことを嫌うが、それは弱い。こちらが理解したと考えても、相手は「誤解された」と発言する権利は常に留保されている。であれば、こちらから正解を叫ばなければよい。ここでも、誤解する、誤解される権利は個人の態度として成立し、それであればこそ大切な観点をもたらすと確認しておきたい。誤解する権利が国家に広まれば、それは際限がなくなり、放縦でしかない国家像に結びつくであろうから。

☆　☆　☆

一九七二年の夏だったと思う。「集団の会」の夏合宿があり、谷川雁たちの「サークル村」の話になったとき、鶴見俊輔がふと「谷川雁は、鶴見さんには一人で田植えをする人間の気持ちは分からないだろうって言うんだよ」といった。

私はその言葉を反芻してきた。あるときは田舎暮らしと都会育ちの隔壁に思え、あるときは自律を語る言葉かと思った。

いま考えると、それは理解されずにいる頸さに思う。それは鶴見俊輔の立場に立っての話だが、つまり谷川雁から「俺の気持ちは分からないだろう」と言われて、そのままにする頸さを言う。「おまえには分からないだろう」と言われたらそのままにする。

人は理解されたいと願う。だが、理解された途端、人は弱くなる。相手の理解に依存するようになるからだ。

私が四〇歳を過ぎてからの話だが、母と私が家族関係を巡って衝突したとき、私の生き方を残念がり「だって、音楽と山という、美しいものを愛する人に育ったのに」と言った。このとき、「誤解されながら、この人に理解されてしまっている」という感覚が私を襲った。そして、理解されることと弱くなることとの関係を感じ取った。私に娘が生まれ、喜んだとき、母が「女の子がほしいと言っていたものね」と言い、同じ感覚が襲った。

精神科医療は一般的には相手を理解する作業と思われているかも知れない。精神科を訪れて「分かってもらった」との感覚が人を回復に導くことはある。だが、同時に知っておかねばならないのは、理解を求めると人は弱くなる。理解されたと感じたときも似た変化が起きる。

ただ、ここでも国家を相手にするときは別の論理と倫理が必要となると私は思う。

こんな場面もあった。鶴見俊輔が戦後サークル史について書いたレポートに、ある若い参加者がいわばマルクス主義的な発想から執拗に疑問を呈した。翌月、鶴見俊輔は書き直してきた。だが、同じ人が再び、「違う、納得できない」といった。私から見れば、どうみても鶴見俊輔の論旨が通っていると思えたが、鶴見はいささか残念そうではあったが、「いや、私の力が足りないね」といい、そこで終わった。

理解してもらう、いわば他者への甘えを受け付けない。それは鶴見俊輔の育児姿勢でもあった。彼の育児方針は三つあったと聞いた。一つ目は泣いて頼みごとをしても受けつけない。二つ目は危険なことをしない。三つ目は人の迷惑になることをしない。二つ目の方針はたとえば、火のついたストーブの近くに寄らないというものであったというから、自傷行為を重ねた鶴見俊輔自身の生活態度とは一八〇度反対であった。

三つ目は迷惑の定義そのものを含んだ問いかけであり、微妙な判断になることは鶴見俊輔自身も語っていた。子どもがゼロ歳の時から実行したという一つ目には心底びっくりした。このような育児方針を考えつくだけではなく、実行したというのだから。

泣くとは泣くだけの心情を理解してもらいたい気持ちを含み、そこに介入し「理解してもらいたい」――私の語彙で言えば〈受け身〉を――という姿勢を許諾しない、それを幼いときから自覚させてしまう――そんな対人作法を教わった。

「人に裏切られたと苦情を言うのは惨めだ」。この表現は鶴見俊輔の印象から私が作った創作かも知れない。人間関係において、裏切られたと嘆くのは相手を見る力がなかった事態の告白であり、かつ裏切られたという受け身の感情である。裏切られたことよりも、裏切ったことを深く記憶に残す人間でありたい――いつの頃からか私はそう考えるようになっていた。

☆　☆　☆

鶴見俊輔はある座談会で丸山真男、桑原武夫、武谷三男の三人が自分に甘い、その理由は彼らは自分より能力があり、従って高いところから見ているからだと述べている。もちろん、嫌みや皮肉ではなく、自分より高く見る視野を持つ先達であるからこそ、自分には甘い点をつけてしまうと言う自戒の響きである。

だが、この「甘さ」は鶴見自身も持っている。その対象は学歴の乏しい人であり、幼時に格別の苦労をした人である。金子ふみ子の精神的成熟を次のように評価する。

「自分の運命をくるわしてしまった人のことを、このように一人の魅力ある女性としておぼえているということは、幼いころからふみ子にそなわっている成熟したものの見方をよく表している」(『人は生まれる』)

これは金子ふみ子が、自分を愛してくれた父(今日からみれば確実にアルコール依存症である)を母から奪い取った叔母を恨まず、後々まで敢えて好ましい人物として描き切る度量をいう。この自分の感情をコントロールし、人間を評価する姿勢は鶴見自身のものでもある。発想は常に奥へ奥へと向かう。

鶴見俊輔は中産階級の葛藤には深い関心を寄せなかったと思う。私自身が東京の山の手中産階級の出身であるから一層その差を感じたのだろう。中産階級とは一言で言うなら、現状にある程度の満足を得ている階層であり、ある程度の他者への甘えが許容されている階層である。中産階級とは激しい葛藤と言うより、自己への甘やかしに戸惑う。長年、暖かな視点を絶やすことなく少年事件に関与し、少年Aの裁判官であった井垣康弘がある講演で語っていた。「甘やかされた子どもは小さな悪いことをする傾向がある。虐待されて育った子どもは大きな悪いことをする傾向がある」

鶴見俊輔は間違いなく、甘やかされて育った中産階級の子どもではなかった。そして、小さな悪事や、中産階級の抱える矛盾には比較的無関心であった。

換言すると、中産階級的な葛藤を棄てたかに見えるとき、甘くなる。茅辺かのうが例である。彼女は東京における安定した生活を棄て、北海道のアイヌ部落に住み、そこでの生活を『階級を選びなおす』にまとめ高い評価をえた。元々は、雑誌『思想の科学』の連載であった。

私は茅辺かのうをすこし個人的に知り、大きな決断を実行した人だとは思うが、『階級を選びなおす』という書物の題名には違和感を持つ。選びなおすことが出来ないのが「階級」の定義そのものではないのか。したがって、彼女の著作の題名自体が浮いている――と私は考える。題名は思想の科学社の那須正尚の案であったと聞くが、そのような誤解をしてしまうこと自体は茅辺かのうが善人であったことを示し、私にはそこが不満だった。

鶴見俊輔は人の幸、不幸を論ずる機会はなかったように思う。人の幸福の度合いを測定する無意味さ、浅さにあらかじめ線が引かれていた。鶴見俊輔は弱い人を見下しはしないが、あまり評価はしない。

二〇〇九年の秋、私が上野博正の伝記の相談で鶴見俊輔に会いに出かけたとき、夕食の時間になり、彼はさっと腕をまくり、「傷跡は今でも残っていますよ」と、リストカット（場所を正確に言えば、アームカットとなる）の痕を私に見せた。七〇年以上前の傷痕である。リストカットは弱いもののすることではないと、私は深く思った。鶴見俊輔もそれを伝えたかったのではないかと考えた。

☆　☆　☆

鶴見俊輔は「私の弟子はいない」と常々語っていた。事実としては確かだが、その理由は彼が弟子を作らなかったのではなく、弟子となるほどの知的能力の人が鶴見俊輔のあとに出現しなかったからだ。鶴見俊輔の無比さを描くエッセイは沢山書かれた。人柄を素描するエッセイも数多く書かれた。だが、鶴見俊輔からの恩義を率直に表明する文章、あるいは受けた影響を正面から書いた文は意外に少ない。

徳永進が書いた短いエッセイ（『鶴見俊輔集・続2』月報）「刃の方向」は家族の定義で驚いた例などを挙げ、例外である。

鶴見さんを描いたエッセイで、私は長田弘が書いた「詩人トゥルミ・シュムスキー」(『鶴見俊輔集4』月報、一九九一年十一月)と谷川雁が書いた「粛然たる無欲餓鬼」(『鶴見俊輔集10』月報、一九九二年二月)が抜群の面白さだと思っている。

前者は「鶴見俊輔は世を忍ぶ仮の姿」ではあり、詩人トゥルミ・シュムスキーこそが鶴見俊輔なのだが、鶴見俊輔という名でしか登場しないとする。鶴見の持つ発想の自在さを内在する詩人に捉えた見事なエッセイだ。谷川雁は鶴見俊輔を「旺盛な食欲を示し」「同時代人を中心とする現代人のすこし変わったやつに片っ端から直接間接に面通しをして、あらまし腹中におさめてしまった」「ねらった男には女色の感じで、狙った女には男色の感じで、好色ではない、淫乱な、日本始まって以来の食人種」と呼んだ。

上野博正は「鶴見さんは本当はすごく禁欲して生きて来たらしいね」と私に語っていたことがある。日常生活の禁欲だけではなく、性的な意味合いも含めての発言だった。上野博正が「自分には出来ない大したものだ」という文脈だったのだが、鶴見俊輔自身は性が生まれ落ちたときから自分に大切なものであったと回想しつつ、ある時期から子どもと老人の性の志向(嗜好)として「視姦」という表現を用いるようになった。鶴見が「視姦」を体得したのは少年期だったかも知れないが、一九歳からの鶴見俊輔の人生を一言で表現すれば、その一つは「視姦」ではないかと思う。

5　人をどこで見るか

私が鶴見俊輔の文章の中で、もっとも心打たれた文章の一つが北岡寿逸の生き方と葬儀を語った「どこで人を見るか」（一九八九年）である。

北岡は戦前から国際的に活躍する経済学者であった。太平洋戦争の末期、この戦争を被害少なく終わらせたいと考えた北岡は、政治家・鶴見祐輔（俊輔の父）を訪ね、東条内閣を倒し、欧米諸国と和平交渉を行う相談を持ちかける。若いときに一高の後輩として世話になり、その後も親しく、かつ尊敬していたからだ。しかし、鶴見祐輔はすでに「転向」し、北岡の申し出を断る。北岡は自らの運動を続けたために投獄される。

そして戦争が終わる。戦後に起きた東宝争議のとき、北岡は大量解雇を指揮し、右翼的に転向したと指弾された。だが、北岡は恩師・鶴見祐輔を慕い続け、後に『友情の人　鶴見祐輔先生』と題する暖かな追悼文集をまとめた。

戦争末期の苦しいときに投獄覚悟で平和を願い、戦中の父・祐輔が裏切ったにも拘わらず、戦後になっても世話になった父・祐輔への恩を忘れなかった北岡寿逸を鶴見俊輔は高く評価する。苦しく、孤独なときにこそ自分の思想を守り、「楽になった戦後」で大勢に声を合わせてゆく人々を信用しない。

鶴見俊輔は九四歳で亡くなった北岡寿逸の葬儀に参列し、棺を担ぐ。それが鶴見俊輔の恩返しであった。

一人の人の苦しい場面でその人を見る。世間の潮流に乗っているか否かで、決して判断しない。私はこの追悼文を忘れないで来た。

私はこの北岡寿逸の追悼文を読み返すたびに、あくどい批判キャンペーンの中で一九六〇年に亡くなったパステルナークの葬儀で、その棺を担いだ、ユーリー・ダニエルを思い起こす。棺を担ぐことでその人への敬意を示す。ダニエルはその後KGBに逮捕され、流刑に着くが、志を屈することはなかった。

北岡寿逸の回想録『我が思い出の記』を読むと、自己嫌悪の乏しさがこの人を特徴づけている。息子を戦争で失い、妻を死別で二度失い、哀しみ、しかし再婚し、全てに率直である。戦後間もなくの再軍備論についても臆するところがない。「転向はしていない」との強い自負にこのひとの人生全体が包まれている。

私自身は精神科医をしてからだと思うが、人生において自己嫌悪を知らない人をあまり信用できない習慣がついた。自己嫌悪を知らない人はたしかに、精神科の病気になりにくいかも知れないが、つきあいにくい人たちでもある。信用のおけない政治家に多い。だから、少しは自己嫌悪を知る人の方が信用に足ると思う。人の信用度を見るときに「転向」と「自己嫌悪」の関係は残る問題だと私は思う。

「理解されたい」との心情は人を弱くさせると述べたが、弱い人に魅力がないのではない。

茅辺かのうに戻れば、どこでその人を見るかの問いは残っていると思う。あるいは残っていると私は考えるようになった。その人を貶める地点では見ず、たえず、何事かをなしえた地点で見る習慣であろうか。

小沢信男についても同じである。強い違和感と同時に、この人をどこで評価するのが実りあるのかと考える習慣は鶴見俊輔からもらった。

☆　☆　☆

私の知る範囲では、戦後の日本を考察する視点において、鶴見俊輔の思考に最も通じ合っていたのは中野好夫ではないかと思う。体力と行動力、悪人（偽善者）礼賛、右翼・左翼の区別の拒否、潔さ、力なき知識人への侮蔑、歴史を見る視程の長さ、マルクス主義への一貫した距離。

「ぼくは世上、偽善者、蝮の裔、パリサイの徒という批評がはなはだ高いようである。ぼくの感想は、当たっているいうの一語に尽きる。まさにぼくは偽善者であり、偽善者たらんと欲するものであり、さらにまた進んでは偽善の必要をすら言いたいものである」「ぼくはぼくが狡猾であり、醜陋であり、はたまた多淫であることを否定しようと思わない。しかしながら、せめては狡猾ではなく、醜陋ではなく、多淫でないことを誠実に願い、これらを完全に克服することは不可能であるにしても、せめては克服しているかの如く装いたいとぼくは願っている。そこにぼくの偽善の信条がある。」

「感情の解放が直ちに人間の誠実であるということは、近代浪漫主義が生んだ一つの大きな迷妄であるとぼくは信じている」（以上「偽善者について」）

中野好夫は自らが「戦犯」であり、敗戦をきっかけに目を覚ましたとの深い自覚があり、戦中の自己の文章についても隠さなかった。敗戦後の民主主義に便乗する知識人の「再転向」を見逃さない一人であった。

北岡寿逸、馬場恒吾たちが戦争中に反戦を通したという事実の重みは評価するものの、といって戦後の再軍備に旗を振る姿勢には強く反論した。吉田茂に対しても、戦後の再軍備に走る「転向」について厳しい。ただし、敗戦後すぐに東大を辞した平泉澄について「立派な進退だった」と評価した。

自由主義者たちが戦後も姿勢を変えないという一点のみで評価することはせず、ここに鶴見俊輔とは大きな違いがあった。

虚飾のない、小気味の良い文体、野人の風貌。好んで挑んだのではないが、いつしかポレミックにならざるを得ない性格、しかし、決して時流に乗らない確かさ。魅力溢れる人物と思うが、鶴見俊輔や「思想の科学」との接点は乏しいままだった。ある時期からの「思想の科学」のアマチュア性、自己暴露性は中野好夫の好みではなかっただろう。

6　病的ロイヤルティー

上野博正は鶴見俊輔と出会い、「こんなに本を読んで勉強している人がいると思い、自分が勉強する気が失せた。それが最大の恨みだ」と言っていた。上野博正にとっての恩人の一人であった鶴見への屈折した心情であり、偽りの告白ではなかった。

鶴見俊輔との競争心を保っていた上野博正は哲学の読書を中断しなかったが、私は鶴見俊輔を読み返すとほとんどの場合、能力の差を感じ、苦しむ。その苦しみは鶴見さんには分からないだろうなと心の中で言う。上野博正の恨みは私も持つ。

解答の決まった問題はつまらない。問題は解く能力ではなく、作る能力によって、人は論じられる。子どもの発する疑問の世界に届く重要さ、そういうことも繰り返し鶴見さんから学び、自分のくせになった。

患者さんが解けそうにない問題を抱えてくると、私は問題を作る力にまずは感心するようになった。

鶴見俊輔はよく笑う。いや、よく笑った。真剣な話しぶりから、急に全てがおかしいという風にひとりで笑った。それまでの鋭い考察の緊張を一挙に解いてしまうような笑い。

鶴見俊輔の笑いは俳諧に通じる。

統合失調症の世界の厳しさの一つは、世界にユーモアが消え、世界に無意味がなくなることだと私は思う。

通りを歩いている人がなにか自分の噂をしていると感じる、道路の物音が自分への悪口に聞こえるというのは、聴覚の異常ではなく、周囲の世界が自分への意味で充満してしまう恐ろしさである。世の中で見えることの大半は偶然である。

ある朝に蝉を聞く、浴衣がけの人に会うのも偶然である。しかし、それが偶然ではなく、必ず意味があると感じ始めれば、その意味は否応なしに自分に向かう。そして、背負いきれない意味の洪水で人は混乱し、「発病」する。

私は統合失調症の人が俳句や川柳を作れるようになれば、大きな余裕が出来、回復への道しるべと思ってきた。第6章で紹介した「妄想川柳」もその試みの一つであった。もっとも、その人は私が勧める以前から、川柳をたしなんでいた。

和歌は詠嘆を含むことが多く、自己を突き放す機会になりにくいと私は思う。十七文字と三十一文字の僅かな差は日本語の表現世界において非常に大きい。

鶴見俊輔は生涯に三回のうつ病相を経験したという。現場を観察していないのだから、本人のいうことを信用してきた。うつ病の人はリストカットをしない——というのが私の考えである。なぜなら、うつ病の自殺はかなり確実な死の方法を選択するからだ。その意味で手首を切った十二歳のうつ病は少なくとも定型的とは言えないが、十代であるからあり得たかも知れない。

二九歳と三八歳のうつ病相はそれぞれ、「予期せぬ、意に反した行動」を取ったがゆえと説明され、個的生活上の決断である。自己を見つめる明晰さに翳りはなく、発病の「契機」の真剣さに私はこころうたれる。見事に回復した事実を喜ぶばかりである。私が鶴見さんと出会ったのは、三回目のうつ病を離脱した後であったからだ。

鶴見俊輔の仕事は私の考え方にあまりに大きな影響を与えたので、日常の精神科医療にどのような影響を及ぼしてきたのかは判断がつかない。ただ、患者さんと話をしていて、ふと笑いたくなる衝動が訪れ、相手構わず大きな声で笑うとき、鶴見俊輔の影を感ずる。そして、目の前の患者さんから「どうしてそんなに笑うの」と聞かれる。

彼の考え方を知らなかったころの自分は恐ろしく、思い出すことが怖い。

☆　☆　☆

鶴見俊輔は上野博正とのつきあいでもっとも印象深いこととして「病的なロイヤルティー(Loyalty)」を挙げていた。「思想の科学」への肩入れについてであった。私は到底及ばない。鶴見俊輔は「思想の科学」の中と周辺で多くのサークルを生み出し、引っ張り役であった。みながそこから忘れがたい恩を受けた。病的ロイヤルティーこそが対人関係の底であり、サークルの底にある。わたしはそう考えるようになった。気質からいえば、病的なるものへの親和感が中野好夫との決定的な差であろう。病的なるものは狂気とも近い。

あるとき、漫画論になり、鶴見俊輔は面白い漫画は徹夜で読むという話になった。八十歳に近かったのではないだろうか。そこには狂気、あるいは狂気への耐えざる親和性があった。そして、うつ病の経験は病的なるものへの親和をさらに持続させた。

鶴見俊輔によれば、現在の「思想の科学」は「有象無象の衆の集まりで、それでよい」となっているが、それに徹底してつき合う思想家は今まで存在しなかった。有象無象の衆にも病的ロイヤルティーはあるというのが、現在の私の感想だ。

私の受けた恩義は到底述べきれないが、全ては「思想の科学」の縁である。日本の知識人の「諦めの早さ」も鶴見俊輔が繰り返し指摘してきた態度だ。そこを忘れずに生き続けたい。

そして、冒頭のなだいなだの宗教に入る理由を思い出せば、私が鶴見俊輔さんの態度と思想に生涯の恩を感じ、「思想の科学」に居続けた理由は、出会った人との関係と、鶴見俊輔の思想と態度そのものという、二つの重なりの幸運であったとおもう。

彼はしばしば語っていた。「思想とは態度を含むものだ」

初出一覧

*第1章〜第10章、および第13章　『活字以前』四〇号（二〇〇九年六月）〜五〇号（二〇一三年三月）に「精神科断章」として連載。

*第11章

第1節『思春期学』（日本思春期学会）vol26,No.1に「病院からつなぐ」として発表　二〇〇八年三月

第2節　摂食障害の自助グループ「なば」の質問への回答　二〇一〇年五月

第3節『BOX916』（AA日本ゼネラルサービス）に「山登りとアルコール」として発表　二〇〇七年一一月

*第12章『精神看護』（医学書院）第七巻第三号に「正解を求めず、問題を発見する」として発表　二〇〇四年五月

いずれも、発表原稿を補筆、訂正した。

あとがき

本書は『鶴見俊輔に学んだ精神医療』（日本評論社、二〇一四）の新訂版である。

今回は題名に上野博正の名前を出した。鶴見俊輔と上野博正は等しく私の恩人であり、その感謝を表現したかった。最終章のみで鶴見俊輔を集中的に論じているが、この本全体で私が二人から受けた思想と態度を感じてくだされば幸いである。

初版時は編集者の判断により、文章の大幅な削減と訂正が行われたため、今回はそのほとんどを復元し、かつかなりの補筆を行った。分量にして三割ほどの増量になっている。

原稿の元になっている大半は、雑誌『思想の科学』が一九九六年に休刊になった後、「思想の科学研究会」の有志が、その休刊を埋めるべく発行した『活字以前』への投稿である。私自身は、その同人誌の編集も務めてきた。

☆　☆　☆

「思想の科学研究会」は、日本の敗戦後間も無くの一九四六年、鶴見俊輔、鶴見和子、武谷三男、丸山眞男、渡辺慧、武田清子、都留重人の七人の同人により始まった。いずれも戦争中に賛意を表明せずに暮らしてきた人であった。月刊誌『思想の科学』は途中、数回の休刊はあったが、五十年続いて、一九九七年以降は長い休刊が続いている。

私は一九六八年、封鎖された大学の建物で夜になると鶴見俊輔の本を読んでいた。

その後、フランスの二年間の遊学を終えて帰国し、一九七二年の春、「思想の科学」を訪ねた。そして「思想の科学研究会」が開くサークルの一つであった「記号の会」に初めて参加したとき、鶴見俊輔と上野博正の二人に同時に会った。それが私の人生を変えた。ここでの出会いがなければ、私は執拗にフランス文学の学者を目指していたかもしれない。

私が入会した頃の「思想の科学研究会」は戦後すぐの、大学教授・著名批評家などの「大知識人」集団から、上野博正、加太こうじらの、「市井の人々」を含む集団への移行期であった。正確にいえば、その後の「思想の科学」は「大知識人」と「市井の人々」の二項対立そのものを崩して行き、その中心に上野博正はいた。

私は上野博正とすぐに親しくなり、彼の仕事場を訪ね、友人宅で飲み明かし、彼の新内を聞いた。彼の推薦で研究会に入会し、幾多の恩師を見つけた。

一九七〇年代の「思想の科学」には活発なサークルがいくつもあり、私は「集団の会」「記号の会」「文章の会」などに顔を出していた。後年の鶴見俊輔の回想でもサークルの豊かさを説いている。

「「思想の科学」は、サークル連合である。他のサークルから顔を出す人がいて、それがつづいて、ここからここまでが思想の科学というへだてがない。道端の遊園地のようだ」(『「思想の科学」私史』)

本書に鶴見俊輔と上野博正の名前が直接に登場する章は少ないかも知れないが、私の思想の基盤を支えたのは二人であった。ここでいう「思想」とは、鶴見俊輔が常々語った「思想とは態度を含む」意味である。

上野博正は雑誌『思想の科学』にはしばしば原稿を寄せ、『新宿にせ医者繁盛記』なる一冊を残して、二〇〇一年の正月、六七歳で世を去った。私的会話では鶴見俊輔に対する恩をしばしば語ったが、文章の形でそれを残すことはしなかった。それは彼の感謝と意地と恥じらいが相剋した結果だと思う。

☆　☆　☆

私自身は上野博正の死によって、人生の色彩が変化した。追悼文を書き、二年前にインパクト出版から出していただいた『精神科医が出会った家族の風景』に、それを納めた。続けて彼の伝記を書こうと数年動いたが、遺族は私が書くことを許さなかった。

上野博正と鶴見俊輔は生い立ちを考えれば、対照的な人であった。

上野博正は一九三四年、浅草で育ったハンコ職人の父と、九十九里の漁村に育った母との間に長男として生まれた。八歳の時に母が亡くなり、戦災で家を失い、わずかな期間に一〇数回の引越しを重ね、貧乏暮らしを続けた。

「高校生活を通じて、わたしは家庭や日本から離れることを考えていた。甘い憂愁をまじえて、知らぬ国々をながめ、放浪したかった」

商船大学を希望したが、身体検査で「色盲とわかり」、別の大学の日本史学科へ入った。卒業後はアルバイト生活の浪人の末、医学部に入り直し、三二歳で医者になった。少年時代から、旧友に勉強を教えるほどの知的才能が彼を助けた。

医者になってもしばらくは父・弟と三人が一間で暮らした。彼は自らの生活を隠さなかったし、『新宿にせ医者繁盛記』には幼き日からの苦難と同時に早熟な知的好奇心が溢れている。

他方、鶴見俊輔は一九二二年、四代続く、政治家の家系に生まれた。母方の祖父が、台湾総督府民政長官、東京市長などを歴任した後藤新平であり、父は高名な政治家・鶴見祐輔であった。

一九五四年、河出書房が全六巻の『現代心理学』の刊行を始めた。そこには鶴見俊輔を始め、「思想の科学研究会」のメンバーが多く参加していたため、上野博正は「思想の科学」と、その創立時発起人でもあった鶴見俊輔に関心を持った。

上野博正が日本史学科の恩師・家永三郎による「この人は天才です」との紹介状を持って、鶴見俊輔を訪ねたのは昭和三〇年、二〇歳の時であった。家永三郎と鶴見俊輔は知り合いであった。

鶴見俊輔は当時は東京・金町に一人暮らしであったが、上野博正はその家の前を行ったり来たりした末に、二人の出会いが起こった。

二人の生い立ちは天と地以上の開きがあったが、すぐに二人は惹かれあった。自傷と自殺未遂を繰り返した一〇代の記憶を持っていた鶴見俊輔は上野博正の絶望をそのままに受け入れる反射を持っていた。

上野博正は、貧乏な生い立ちで着飾ったのではなかった。九十九里に伝わる御詠歌を記憶する音楽の才能に恵まれ、後に新内の名取になるほどであった。

設立当初は学者の集まりであった「思想の科学研究会」は、上野博正の出現によって、知識人と大衆という区分がいかに狂いやすいものであるかを知った。

☆　☆　☆

私は三九歳で医師になり、上野博正の死から二二年を生き、鶴見俊輔の死から八年を生きたが、患者さんと喋っているときに、ふと背後に上野博正と鶴見俊輔の影を感ずる。鶴見俊輔からは「困ったなあ」という表情を聞く。

世間では鶴見俊輔は常に「ははは」と愉快そうに笑い飛ばす、あるいは「びっくりしたねえ」と大きな瞳で褒めあげる場面が有名だが、彼は相手を直接批判しないときには、極めて困った表情を見せて沈黙することがあった。やや大きな声を出して諌める時もあった。

上野博正からは「お前も少しは苦労はしただろうが、俺の伝記は無理だな」と聞こえてくる。

最後に一つの「言い訳」をおきたい。『活字以前』に連載中は、「鶴見俊輔」ではなく、「鶴見さん」であった。仲間内の同人誌であるから、それで通した。思想の科学でも、たまの例外はあっても誰でもが「鶴見さん」と呼んでいた。

たまに「鶴見先生」と呼ぶ人が「思想の科学」に現れると、「鶴見さん組」は自分たちの方が鶴見さんの身内の仲間であるかのような満足感を覚えた。

しかし、仲間内の本ではない本書では極力鶴見俊輔で通すことにした。過去の文章では鶴見さんであった名前を「鶴見俊輔」とパソコンで変換するたびに、どうしようもない違和感が消えなかった。さらにたまに「鶴見」と変換して我慢するするときに、学生時代の旧友を呼び捨てにするような感覚が襲い、耐えがたかった。

鶴見俊輔の死後、いくつもの雑誌・新聞に追悼文が現れたが、それは鶴見俊輔の真実を射ていない。なぜならば、それらを超える遥かに多くの追悼文がミニコミ誌に書かれたからである。その事実は何よりも鶴見俊輔がどこに生きていたかを示すだろう。

鶴見俊輔を戦後間もなくから知る、年上の知人たちは「俊輔さん」「俊輔くん」と呼ぶことがあった。鶴見俊輔は八〇代後半からだろうか、「自分を俊輔くんと呼ぶ人はいなくなったなあ」と語っていた。

そして、私の知る「思想の科学」で鶴見俊輔をときに「俊輔」と呼び捨てにしたのは、もちろん面と向かってではないが、上野博正だけである。それは大概、鶴見俊輔の方針に怒りや妬みや愛情を表明するときの、上野博正の口舌であった。そのようなとき、私はいつも上野博正の情の深さ、鶴見俊輔に対する感謝の深さを感じた。上野博正は鶴見俊輔を軽く批評する人々を許そうとしなかった。

私を見守り、育ててもらった「思想の科学」の友人たちに感謝したい。私に書きたいこと、伝えたいことが次々に溢れていた時期に本書を書いた。その意味で思い出深い本である。これまでの二冊に加え、今回の出版を引き受けてくださった、インパクト出版会の深田卓さんに心からのお礼を述べたい。

二〇二三年七月

［著者略歴］

大河原昌夫　おおかわらまさお

精神科医・財団法人住吉病院（甲府市）副院長。
1947年東京生まれ。共同通信社の記者として東京本社文化部・北海道釧路支局に勤務。32歳で退職。1986年東京医科歯科大学医学部卒業。
ゆきぐに大和病院（新潟県南魚沼市）、四倉病院（福島県いわき市）、高月病院（東京都八王子市）、長谷川病院（東京都三鷹市）勤務を経て、1997年4月より現職。
アルコール依存症・摂食障害の家族の会に長年係わる。
著書
『家族への希望と哀しみ』思想の科学社、2004年、改訂新版『精神科医の出会った家族の風景　摂食障害とアルコール依存症の経験』インパクト出版会、2021年
『摂食障害を語ろう』あかりプロジェクト、2010年
『鶴見俊輔に学んだ精神医療』日本評論社、2014年、改訂新版『摂食障害とアルコール依存を孤独・自傷から見る　鶴見俊輔と上野博正のこだまする精神医療』インパクト出版会、2023年11月。本書
『トラウマを負う精神医療の希望と哀しみ　摂食障害・薬物依存・自死・死刑を考える』インパクト出版会、2019年

摂食障害とアルコール依存を孤独・自傷から見る
——鶴見俊輔と上野博正のこだまする精神医療

2023年11月15日　第1刷発行

著　者　大河原昌夫
装　画　Arisa
装　幀　宗利　淳一
発行人　川満　昭広
発　行　株式会社 インパクト出版会
東京都文京区本郷2-5-11　服部ビル2F
Tel 03-3818-7576　Fax 03-3818-8676
impact@jca.apc.org　http://impact-shuppankai.com/
郵便振替　00110-9-83148

印刷・製本　モリモト印刷

大河原昌夫の著書

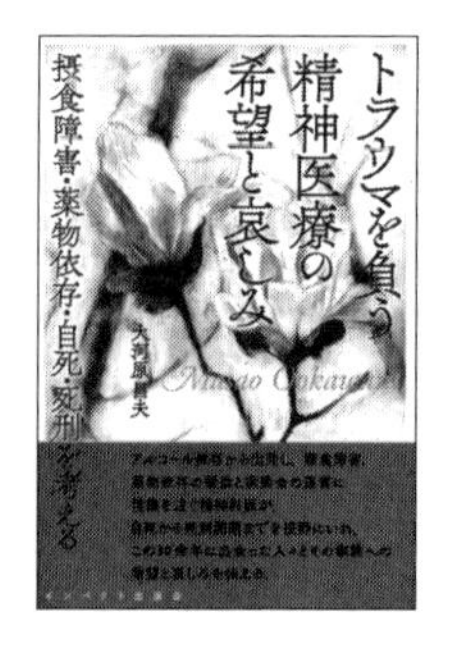

トラウマを負う 精神医療の希望と哀しみ

摂食障害・薬物依存・自死・死刑を考える

アルコール依存から出発し、摂食障害、。薬物依存の援助と家族会の運営に情熱を注ぐ精神科医が、自死から死刑問題までを視野に入れ、この30余年に出会った人々とその家族への希望と哀しみを伝える。

定価2000円＋税　ISBN978-4-7554-0297-5　2019年刊

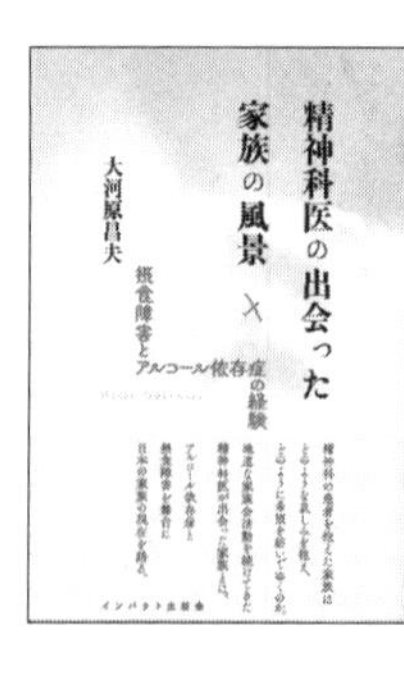

精神科医の出会った 家族の風景

摂食障害とアルコール依存症の経験

精神科の患者を抱えた家族はどのような哀しみを抱え、どのように希望を紡いでゆくのか。地道な家族会活動を続けてきた精神科医が出会った家族とは。アルコール依存症と摂食障害を舞台に日本の家族の現在を語る。

定価2200円＋税　ISBN978-4-7554-0309-8　2021年刊